DIPLOMADO UNIVERSITARIO EN PODOLOGÍA, TÉCNICO EN PODOLOGÍA, GRADO UNIVERSITARIO EN PODOLOGÍA.

RAMÓN MARTÍNEZ LÓPEZ

Diplomado Universitario En Podologia, Tecnico En Podologia, Grado Universitario

ISBN-13:
978-1721787883

ISBN-10:
1721787887

CONTENIDOS

DIPLOMADO UNIVERSITARIO EN PODOLOGÍA, TÉCNICO EN PODOLOGÍA, GRADO UNIVERSITARIO EN PODOLOGÍA.

SAN JOSE, COSTA RICA
del 2012-2018

1. Nombre de la Carrera:

Diplomado Universitario En Podología, Técnico En Podología, Grado Universitario En
Podología.

2. Descripción y Justificación.

Diplomado Universitario En Podología, Técnico En Podología, Grado En Podología,
perteneciente al área de ciencias experimentales, comprende un solo ciclo formativo de dos
años de duración. La Podología es la parte de la medicina que estudia el pie y es
considerada un área de las ciencias de la salud con plena autonomía y responsabilidad sobre
su quehacer profesional, trata tanto de enfermedades primarias como secundarias a
enfermedades sistémicas; los profesionales del equipo de salud encuentran en el podólogo
un apoyo muy útil en la resolución de alteraciones podales. El profesional en podología
constituye un recurso humano insustituible con formación especializada en el pie, la cual se
caracteriza por la constante aplicación práctica de conocimientos científicos transformados
en tecnología. Estos recursos humanos requieren de una formación muy bien estructurada
con contenidos y conocimientos científicos que garanticen la aplicación técnica del mismo.

La carrera se adentra en el estudio de todas las afecciones que pueden afectar los pies: su
prevención y terapéutica.

La Podología tiene tres campos de actuación; **la quiropodia**, que se basa en el tratamiento
de rozaduras, callosidades, corte e higiene de la uña y cosmetología del pie, **la ortopedia**
del pie, que consiste en corregir diversas deformidades de los pies a través de ortesis y
plantillas y **la terapia física del pie**, intervenciones por medios físicos eléctricos, térmicos
y manuales.

En un principio los podólogos se llamaban pedicuros o callistas y de alguna manera, se
dedicaban al buen funcionamiento del pie, pero actualmente no cuentan con los
conocimientos técnicos y científicos suficientes como para atender con efectividad a los
clientes en los casos complejos. Además, hoy en día existe una clara concentración urbana
en el área de servicios y actividades deportivas, con lo que la demanda en la atención de los

problemas del pie se ve incrementada. Por otro lado, las áreas rurales no disponen de los servicios podológicos, siendo estas de más difícil acceso y no por ello menos importantes. Actualmente no existe ninguna educación regulada de forma oficial en el país, por lo que se hace perentoria su implementación profesional. Hay que facilitar y fomentar, que el alumno tenga la posibilidad de estudiar aquella carrera por la que siente vocación, pudiendo optar por una institución de educación privada en la cual vea una oferta más amplia para poder elegir y sentirse más motivado para alcanzar sus objetivos.

Actualmente en el año 2018 se registra con derechos de autor a nivel internacional La Asociación De Podólogos Del Mundo y De Costa Rica.

En 1976 se fundó "LA CASA DEL PIE, LTDA." Fue la primera clínica podológica que impulsó la podología en Costa Rica, dando a conocer la importancia que los pies tienen para la conservación del bienestar físico y emocional de las personas, mejorando de esta forma la calidad de vida a la que todo ser humano tiene derecho.

Los socios fundadores son, el Lic. Enrique Sala Rosés, de origen español, Contador Público Autorizado y la Licda. Hermilia Hidalgo Espinoza, de origen peruano, Podóloga y Fisioterapeuta, quien está debidamente incorporada al Colegio de Médicos y Cirujanos de Costa Rica.
Hermilia, conocida familiarmente como Mila, se interesó en crear una empresa en Costa Rica que se dedicara al cuidado clínico del pie, algo radicalmente distinto al servicio predominante del "pedicura" que brindaban las salas de belleza que es eminentemente cosmético y empírico.
"LA CASA DEL PIE, LTDA.", a través de sus 29 años de servicios ininterrumpidos que cumplió en este año 2005, se ha ampliado a tres clínicas ubicadas en San José, y ha aumentado el personal técnico y administrativo con el fin de atender en forma esmerada a sus pacientes.
Mila, con su amplia y reconocida experiencia en las áreas de la podología y la fisioterapia, desde la fundación de la Empresa ha venido concientizando a los costarricenses sobre la importancia de dar a sus pies los cuidados adecuados desde que el niño nace, para que, llegado a la edad adulta, pueda disfrutar de una salud integral que lo capacitará para alcanzar las metas que toda persona planea a lo largo de su existencia.

A nivel internacional si existe la educación formal en esta materia y universidades de gran prestigio de América del Sur como la Universidad del Cuyo en Argentina, en Europa, especialmente en España como licenciatura, que más de 50 Universidades recientemente hicieron el análisis para dar título de grado a la Podología, son ejemplos de la importancia que tiene esta materia a nivel mundial. La mayoría de estas universidades imparten el pregrado de Diplomado; no obstante, dada su importancia se han desarrollado en algunas Universidades la Maestría (se presenta portada de la presentación para Congreso Nacional de Podología en España, año 2007, que se celebrará en el País Vasco). Se puede ampliar información en la página de Internet www.podología.tk.

Costa Rica tiene cerca de 4.200.000 (cuatro millones doscientos mil) habitantes, de los cuales un 10% a desarrollado la Diabetes II o sea 420.000 (cuatrocientos veinte mil) personas unas diagnosticadas y con tratamiento oportuno y otras sin ningún tratamiento. Este segundo grupo es el que está   en riesgo   un 6% de sufrir una amputación en su aparato locomotor estamos hablando que cerca de 25.200 (Veinticinco mil) personas serán amputados, y que de ese grupo un porcentaje de cerca del 50 % podría morir   por falta de los cuidados   adecuados estamos hablando de 12.600 personas.

Las cifras anteriores según el Colegio de Médicos y Cirujanos de Costa Rica son sumamente dramáticas, nos demuestran la cantidad de acciones a tomar para bajar tan terribles estadísticas, siendo la primera y la más urgente   de toda la preparación de profesionales capaces de atender a tan marginada población.

Estamos consciente que el grupo de enfermería ha tomado bajo su cuidado los casos extremos al igual que los médicos grupo que también es y   aunque les sobre voluntad, no pueden atender este segmento de población únicamente en casos de gravedad extrema o próximos a una gangrena o amputación.

Es indispensable que ante una consulta   con el especialista Endocrinólogo este tipo de paciente debe de ser revisado por un Podólogo, así   como el protocolo de atención a este paciente o el síndrome de trastornos metabólicos   se le debe de medir su glucosa , peso talla al igual que su   presión   arterial para protegerlo en una forma eficaz y oportuna; desgraciadamente el medio tratante únicamente lo podrá auscultar cuando presente una infección o herida con algún grado de gravedad o de pronóstico reservado.

Al ser la podología un campo profesional que apenas se conoce en nuestro país, y en la mayoría de las veces empírica, por medio de personas que laboran en las salas de belleza, y cuyo único objetivo es el de embellecer los pies por medio de esmaltes, pinturas, y productos de o extensiones en las uñas sin cuidar la higienización y esterilización del equipo que va usarse en este menester provocando a veces lesiones al tratar callosidades con productos irritantes y tóxicos que más bien pueden ocasionar hasta la pérdida de un dedo o de toda la extremidad inferior.

Costas Rica cuenta con varios hospitales tipos A   y B, además de los hospitales y clínicas privadas de gran proyección en el extranjero además de los   próximos a construirse   y de las clínicas   privadas   en las que   se atiende una   población   portadoras del síndrome METABOLICO debemos de colegir que podemos ofrecer un espacio laboral real a los futuros Podólogos a esta coyuntura el beneficio que será para   toda esta población envejecida,   diabética y urgida de tratamiento   oportuno y eficaz.

De ahí la importancia   que se le dé el verdadero espacio al contenido como lo mencionamos anteriormente es brindar oportunidades a esta especialidad   tan necesaria en nuestro país y no crear falsas expectativas laborales en carreras ya saturadas.

De manera, que la Podología, que se propone pretende subsanar esta carencia, mediante un plan de estudios que se ha estructurado de la siguiente forma:

Los tres primeros cuatrimestres, tienen el fin de capacitar a los estudiantes en los conocimientos básicos de las áreas correspondientes a su carrera. Para la parte práctica de la carrera, se establecen tres cuatrimestres finales de podología específicamente en labores de podología preventiva, del deporte y ortopodología, de manera que mediante la orientación profesional se construya los cimientos de los conocimientos básicos que requieren los profesionales en la rama y que puedan atender perfectamente a las demandas de su profesión.

Las necesidades reales saltan a la vista, nosotros lo hemos enfocado en esta ocasión a un campo meramente clínico pero en la actualidad la podología puede aportar una gran solución también en el campo de la estética y la prevención de problemas en los pies, ya que estos centros en la actualidad el personal es totalmente empírico no olvidemos que en el país debidamente incorporados en el C.M.C solo dos titulados universitarios en podología los cuales a todas luces son insuficientes para el gran trabajo por el que espera Costa Rica, en relación a salud de sus pies.

El cuidado, atención de las afecciones y la estética del pie son cada día más comunes y están captando la atención que merecen las extremidades, que son la base del cuerpo.

La demanda de estudios en podología en los últimos años, ha experimentado un gran incremento debido a la importancia que le ha concedido la población a la salud de los pies. Los estudios de la industria del comercio del calzado en Costa Rica así lo confirman, como el incremento de la edad de la población con mayores problemas de los pies y del aumento de natalidad.

Diversos sectores de la población son clientes potenciales de estos profesionales, desde los niños hasta los adultos. Las mujeres resultan ser el grupo predominante de clientes. resultan en al menos el 90 % del total de las consultas en España y en los Estados Unidos, principalmente debido al calzado, cosa que no es excepción en Costa Rica.

Por otro lado,

los datos de la cantidad exacta de podólogos son de dos en el país, según los registros del Colegio de Médicos y Cirujanos de Costa Rica. Uno de ellos es Walter Arguedas, podiatra y el otro es Ramón Martínez López Con Licenciatura En Podología Por La Universidad Complutense De Madrid.

El Técnico En Podología que imparte La Universidad Americana De Costa Rica y el centro IECSA, carecen de base legal en cuanto a la titulación establecida y como respecta al ejercicio de la profesión. Además de incurrir en delito de derechos de autor de los programas, planes de estudio y contenidos, así como en el posible delito de intrusismo laboral y profesional de acuerdo a la legislación nacional e internacional sobre la podología.

Por otro lado, el pie diabético, dentro de las enfermedades crónicas, se ha considerado un problema de salud pública, en razón de ser el que cobra la mayor cantidad de personas limitadas para caminar en todo el mundo y que puede comenzar con una gangrena o neuropatía hasta alcanzar la amputación; es te tipo de circunstancias va en aumento a nivel nacional la preocupación es quien va cuidar este tipo de enfermedades, es necesario dotar desde ya al mercado con profesionales en el área.

Con lo que podemos concluir que,

en términos generales con base en los datos anteriores estaríamos estimado que Costa Rica requiere al menos 1.000 podólogos debidamente profesionalizados entre las personas que laboran en salones de belleza, equipos deportivos y consultas a personas con una proyección de crecimiento anual cercano al 4 %. El mercado se expande más aún con los datos que brinda el Colegio de Médicos y Cirujanos de Costa Rica y el interés por parte del Ministerio de Salud, por mejorar los requisitos de los diferentes lugares dedicados a la estética, belleza, venta de calzado.

3. Perfil del Egresado.

3.0 Conocimientos

Evidenciar los distintos aspectos de la podología.
Reconocer los ámbitos podológicos de la quiropodia.
Comprender las alteraciones de la uña y la piel del pie.
Aplicar los métodos de asepsia y antisepsia
Aplicar las mejoras en la salud de la uña y piel del pie.
Reconocer los ámbitos podológicos de la ortopodología
Comprender el uso de soportes plantares.
Conocer el desarrollo histórico de la podología.
Observar los orígenes desde el antiguo Egipto hasta la enfermería en podología.
Conocer la situación podológica-sanitaria en el marco europeo y Mundial.
Desempeñar el ámbito laboral de podólogo.
Inferir los ámbitos de actuación y sus competencias atribuidas por decretos actuales y planes de estudio aprobados, en el Estado de Costa Rica.
Aplicar los códigos deontológicos y recomendaciones éticas.
Comprender los conocimientos relativos a las normas legales en el ámbito de la profesión.
Conocer la responsabilidad en el trato directo con el cliente, y aceptar los valores éticos y morales

3.1 Habilidades y Destrezas.

Reconocer los diferentes métodos de la exploración del pie.

Adquirir el conocimiento sobre las vasculopatías.

Desarrollar y aplicar las técnicas con Podoscopio, índice de yao, manejo del bisturí en quiropodia, entre otros.

Realizar las funciones requeridas de acuerdo con su formación en las áreas de podología deportiva.

Tratar las afecciones cosméticas.

Prevenir y educar el pie para condiciones saludables.

Identificar las enfermedades de implicación en salud pública.

Prevenir y educar en enfermedades infecto contagiosas como hepatitis B

Enseñar al cliente o paciente y a su entorno familiar la educación y prevención del auto cuidado de los pies.

Adquirir el conocimiento sobre la bipedestación y la marcha.

Educar en el calzado para los diferentes pies: normal, deportivo, diabético, adulto mayor, infantil.

Identificar los trastornos psicológicos y su repercusión en el pie,

Identificar los trastornos neurológicos y su repercusión en el pie.

Conocer la problemática del pie diabético.

Reconocer los distintos calzados deportivos

Conocer los vendajes funcionales del pie.

Adquirir el conocimiento sobre las enfermedades crónicas articulares del pie.

Realizar los estudios podológicos con las indicaciones dadas en las distintas áreas.

Utilizar su conocimiento para una adecuada toma de decisiones.

Comprender su rol dentro del equipo de salud, que brinda atención al cliente.

Manipular los materiales y equipos podológicos de uso en distintas áreas de intervención, en forma responsable y con procesos de control de calidad.

Desempeñar de forma eficientemente en clínicas u hospitales públicos o privados las funciones podológicas.

Atender los aspectos prácticos de la profesión.

Administrar un Departamento u área podológica.

Planificar las actividades podológicas.

Organizar la dirección y control de actividades.

3.2 Aptitudes y Actitudes.

Debe ser una persona visionaria, sincera, trabajadora, íntegra, ecuánime e imparcial, que basa sus acciones en la ética moral y profesional.

Capacidad de liderazgo permanente que le permita organizar administrativamente sus labores.

Disposición a enfrentar el cambio con positivismo y aras de beneficiar su profesión con innovación.

Promoverá investigaciones, trabajos y actividades que beneficien la salud pública.

Mentalidad positiva con miras a trabajar en equipo y en la búsqueda de la satisfacción del cliente o paciente (s).

Aplicar con eficiencia los principios, métodos y técnicas de Podológicas y otras técnicas de diagnóstico aprobadas por el médico tratante.

Aplicar sus conocimientos técnicos en la búsqueda de calidad de los estudios Podológicos.

Colaborar en el centro donde labore, con la organización y la búsqueda de optimización de recursos (humanos y materiales), utilizando criterios técnicos para lograr lo anteriormente mencionado.

Poder servir como elemento de apoyo para el paciente y que se cumpla como facilitador en la relación del paciente con el resto del personal de salud.

Mentalidad positiva con miras a trabajar en equipo y en la búsqueda de la satisfacción del paciente.

Disposición a enfrentar el cambio con positivismo y en aras de beneficiar su consultorio con innovación.

Debe ser una persona visionaria, sincera, trabajadora, íntegra, ecuánime e imparcial, que basa sus acciones en la ética moral y profesional.

Promoverá investigaciones, trabajos y actividades que beneficien la salud pública.

Perfil ocupacional

El futuro graduado de
Diplomado Universitario En Podología, Técnico En Podología, Grado Universitario En
Podología
tiene el siguiente mercado ocupacional para ejercer su profesión:

Trabajar en las Clínicas, Unidades de podología existentes en el país, ya sea públicos o
privados.
Trabajar en estéticas y spas en el área de cosmetología del pie.
Trabajar en instituciones o programas que asisten a personas con condición de vida
limitada: Instituciones Geriátricas, asociaciones de diabéticos, etc.
Como asistente de equipos multi-interdisciplinarios de salud, en la atención de
pacientes con enfermedades crónicas: Diabetes Mellitus, Artritis reumatoide,paralisis y
otras.
Como investigador en el área de la podología.

4- OBJETIVOS DE LA CARRERA

4.1 OBJETIVO GENERAL.

Formar un profesional actualizado en la rama de podología, con actitudes, aptitudes y
conocimientos conforme a las necesidades y exigencias del desarrollo de la podología para
que se incorporen al equipo de salud siendo elementos de valor agregado.

4.2 OBJETIVOS ESPECIFICOS.

Proporcionar al estudiante el conocimiento para interpretar y describir el funcionamiento
equilibrado del aparato locomotor en estática y dinámica.

Propiciar a los estudiantes los conocimientos básicos y características fundamentales de las
ortesis del miembro inferior, plantares y digitales; tanto desde el punto de vista de su
fabricación como desde la función, composición y estructura.

Diplomado Universitario En Podologia, Tecnico En Podologia, Grado Universitario

Propiciar en los estudiantes los conocimientos básicos de la quiropodía, tanto en su problemática general como en las diferentes áreas que la componen, con el instrumental adecuado para el cuidado de los pies.

Propiciar en los estudiantes los conocimientos de las diferentes técnicas terapéuticas empleadas en la rehabilitación del pie, tanto en su base teórica como práctica desde la podología.

Preparar al estudiante como identificar los conceptos relativos a la psicología básica humana de la relación profesional-cliente.

Aplicar las medidas de seguridad podológica posibles para evitar infecciones (esterilización de instrumentos).

Realizar y tramitar un estudio podológico, como es solicitado por el médico, basándose en los formularios establecidos para dicho efecto.

Hacer uso adecuado de los elementos teóricos en su práctica diaria.

Dar el uso correcto a los equipos e implementos de trabajo; así como mantenga el orden y la limpieza dentro del área de trabajo.

Realizar procedimientos de control de calidad, dentro de su área de trabajo.

Utilizar de manera Instrumental el idioma inglés para aplicar conocimientos mediante la lectura y atender pacientes extranjeros que hablen ese idioma.

Utilizar de forma instrumental y eficiente los elementos de la computación y la estadística en materia de elaboración de informes y reportes.

5. Especificaciones que identifica a la carrera:

Nombre del título: Técnico en Podología

Duración de la carrera: Seis cuatrimestres

Número de materias: 24

Tipo de carrera: Carrera corta.

Nivel: licenciatura, especialidad

Créditos: 80

Requisitos de ingreso:

Título bachillerato y licenciatura

Certificación de antecedentes penales.

Modalidad de graduación. Prueba comprensiva

5.1 Requisitos de Graduación:

Diplomado Universitario En Podologia, Tecnico En Podologia, Grado Universitario

Para obtener el grado académico en Podología el estudiante deberá haber cumplido con lo siguiente:

Aprobar completamente el plan de estudios de la carrera.

Realizar y aprobar una prueba comprensiva con la supervisión del Consejo Superior de Educación o el Ministerio de Educación Pública de Costa Rica.

6. PLAN DE ESTUDIOS

CODIGO	CICLO LECTIVO	CRDS.	H.Ts.	H.Prs	H.T.Inv.	REQS.
	PRIMER CUATRIMESTRE					
1-1	Anatomía Humana	4	6		2	
1-2	Anatomofisiología De La Extremidad Inferior	3	3		3	
1-3	Podología Del Pie Diabético	3	2		4	
1-4	Computación	3	2	4		
	SEGUNDO CUATRIMESTRE					
2-1	Farmacología en podología	3	3	1	2	1-2
2-2	Neuroanatomía	3	3	1	2	1-1
2-3	Fisiología Humana	3	3	1	2	1-1
2.4	Podología y Semiología General	3	3	1	2	
	TERCER CUATRIMESTRE					
3-1	Fundamentos de Administración	4	3		5	
3-2	Podología clínica básica	3	3		3	2-4
3-3	Psicología General	3	3		3	
3-4	Ética Profesional	3	3		3	

	CUARTO CUATRIMESTRE					
4-1	Podología clínica avanzada	3	3		3	3.2
4-2	Quiropodología	3	3	1	2	1-1/ 1-2/2-1
4-3	Podología Preventiva I	3	3		3	
4.4	Podología clínica integrada I	3	3		3	
	QUINTO CUATRIMESTRE					
5-1	Podología Preventiva II	3	3		3	IV CICLO
5-2	Dermatología podológica I	3	3	2	1	IV CICLO
5-3	Podología Física I	3	3		3	IV CICLO
5-4	Podología clínica integrada II	3	3	2	1	IV CICLO
	SEXTO CUATRIMESTRE					
6-1	Dermatología podológica II	3	3	2	1	V CICLO
6-2	Podología Física II	3	3			V CICLO
6-3	Podología del Deporte y biomecánica del miembro inferior	3	3		3	VCICLO
6.4	Trabajo Especializado	8		8		VCICLO

MATRÍCULA PROBABLE Y PROYECCIONES

	2012	2013	2014	2015	2016	2017	2018	2019
Matrícula Esperada	60	120	120	120	120	120	130	140
Número de graduados			35	70	70	70	70	70
% de Graduación				58 %	58 %	58 %	58 %	58 %

ESPECIFICACIONES DE LOS CURSOS

Diplomado Universitario En Podologia, Tecnico En Podologia, Grado Universitario

**PRIMER
CUATRIMESTRE**

**NOMBRE DEL CURSO: ANATOMIA HUMANA
CODIGO:
CREDITOS: 4
REQUISITOS: NO HAY**

OBJETIVO GENERAL

Dar al estudiante las herramientas para que conozca microscópicamente y ubique topográficamente en el cadáver, las estructuras que conforman el cuerpo humano y las relaciones con su función.

OBJETIVOS ESPECIFICOS

- Conocer y utilizar la nomenclatura anatómica.

- Conocer las características generales de cada una de las estructuras anatómicas que conforman el cuerpo humano.

Diplomado Universitario En Podologia, Tecnico En Podologia, Grado Universitario

- Conocer y ubicar las estructuras anatómicas presentes en cada una de las regiones del cuerpo; espalda, miembros superior e inferior, tórax, abdomen y pelvis.

CONTENIDO.

Generalidades anatómicas

Breve reseña histórica
Nomenclatura anatómica
Posición anatómica
Términos de movimiento

Generalidades de la piel, fascias

Capas histológicas cutáneas y faneras
Definición de fascias

Generalidades del sistema músculo-esquelético

Definición de hueso
Elevaciones y depresiones
Clasificaciones
Definición de articulación
Sistema muscular
Generalidades del sistema cardiovascular

Generalidades del corazón
Circuitos cardíacos
Cámaras y válvulas
Sistema de conducción
Definición de arterias, venas y vasos linfáticos
Características del sistema cardiovascular
Histología y embriología básica del sistema cardiovascular
Generalidades del sistema linfático

Generalidades del sistema nervioso (SN)

Definiciones
Concepto de neurona como unidad funcional básica
Clasificación anatómica y fisiológica
5.3.1 Sistema nervioso central: Encéfalo, tallo y médula espinal
5.3.2 Sistema nervioso periférico: Pares craneales y espinales
Histología y embriología básica del sistema nervioso
Arco reflejo somático
Concepto de dermatomas

Región pectoral

Estructuras óseas (costillas, esternón)
Glándula mamaria
Músculos región pectoral (origen, inserción, función)
Fascias de la región pectoral
Irrigación, inervación, drenaje venoso

Axila

Límites y contenido
Arteria axilar y sus ramas
Plexo braquial
Irrigación, inervación, drenaje venoso y linfático

Cintura escapular

Escápula y húmero
Articulación gleno-humeral
Músculos cintura escapular (origen, inserción, función)
Concepto de manguito rotador
Irrigación, drenaje venoso, inervación

Brazo

Húmero y estructuras óseas relacionadas
Músculos del brazo (origen, inserción, función)
Irrigación, drenaje venoso, inervación
Articulación húmero-ulnar

Sistema Nervioso Autónomo

Definiciones
Clasificación
Sistema simpático y parasimpático
Consideraciones anátomo-funcionales del sistema nervioso autónomo
Arco reflejo visceral simpático y parasimpático
Concepto de dolor referido
Sistema respiratorio

Cavidad pleural
Pulmones
Impresiones
Lobulación y segmentación
Estructuras hiliares

Tráquea y bronquios principales
Irrigación, drenaje venoso e inervación
Diafragma toraco-abdominal

Abdomen

Pared abdominal anterior
Músculos pared abdominal (irrigación, drenaje venoso e inervación)
Canal inguinal (límites, contenido y características)
Escroto y capas de testículo
Cavidad peritoneal y cavidad abdominal
Definiciones
Epiplón mayor y menor
Reflexiones peritoneales

Conceptos de intraperitoneal y retroperitoneal (primario y secundario)
Arteria aorta abdominal y sus ramas (parietal, visceral y terminal)
Generalidades de sistema digestivo
Órganos irrigados por el tronco celiaco (irrigación, drenaje venoso e inervación)
Concepto de retroperitoneo
Riñones, glándulas suprarrenales, uréteres

Pelvis

Pelvis ósea (ligamentos, articulaciones, estructuras óseas)
Pelvis femenina
Diafragma pélvico
Contenido pelvis femenina
Aparato genito-urinario femenino
Recto
Pelvis masculina
Aparato genito-urinario masculino
Periné
Diafragma uro-genital
Irrigación, drenaje venoso e inervación

Muslo

Estructuras óseas y articulaciones
Articulaciones coxo-femoral y tibio-femoral
Ligamentos relacionados

Compartimientos funcionales musculares
Anterior, posterior y medial
Músculos del muslo (origen, inserción, función)

Irrigación, drenaje venoso e inervación

Región glútea

Estructuras óseas y ligamentosas
Músculos (origen, inserción, función)
Nervio ciático y paquetes vasculo-nerviosos de la región

Pierna

Estructuras óseas y articulares
Compartimentos funcionales musculares
 Anterior, lateral y posterior
Músculos de la pierna (origen, inserción, función)
Irrigación, drenaje venoso e inervación

Pie

Estructuras óseas y articulares
Compartimentos funcionales musculares
Flexores, extensores, abductores y aductores
Músculos del pie (origen, inserción, función)
Irrigación, drenaje venoso e inervación
Mecanismo de la marcha y arcos pedios

METODOLOGIA

Se utilizará una metodología participativa entre el profesor y los estudiantes, para el desarrollo de cada uno de los objetivos propuestos, con el propósito de reflexionar y compartir conocimientos y experiencias, así como de recibir la adecuada retroalimentación en el desarrollo del trabajo.

El curso tiene una base tanto teórica como práctica por lo que las clases magistrales serán complementadas con la participación activa de los alumnos.

Además, dicha metodología se complementará con charlas impartidas por expertos, exposiciones grupales de temas asignados por el facilitador, discusión en clase de lecturas cortas hechas en casa, investigaciones de campo para que el estudiante lleve a la práctica la

Diplomado Universitario En Podologia, Tecnico En Podologia, Grado Universitario

teoría y se adapte a la realidad. Tomando en cuenta la lluvia de ideas que darán en un espacio de la lección los estudiantes.

RECURSOS DIDÁCTICOS
Los recursos disponibles en la Universidad: equipos y aula de multimedia, equipos audiovisuales, pizarra, pápelo grafos, dinámicas de grupos. Modelos de plástico del cuerpo humano

CRONOGRAMA.

Nº	Tema	Contenido	Metodología	Recursos
1	Generalidades anatómicas de la piel.	Capas histológicas cutáneas y faneras Definición de fascias	Charla magistral	Aula multimedia Presentación de Power Point
2	Generalidades del sistema músculo-esquelético	Huesos, articulaciones y músculos.	Charla magistral y diálogo grupal	Aula multimedia
3	Generalidades del sistema cardiovascular	Corazón, venas, arterias, vasos limfaticos	Idem	Presentación de Power Point
4	Generalidades del sistema nervioso	Sistema nervioso central y periférico	Idem	Aula multimedia
5	Región pectoral y axina	Mama, articulaciones y músculos.	Charla magistral y diálogo grupal	Presentación de Power Point
6	Evaluación			Aula multimedia Presentación de Power Point
7	Cintura escapular y brazo.	Articulaciones, huesos y músculos correspondientes	Charla magistral y diálogo grupal	Aula multimedia
8	Sistema nervioso autónomo.	Definiciones Clasificación Sistema simpático y parasimpático Consideraciones anátomo-funcionales del sistema nervioso autónomo Arco reflejo visceral simpático y parasimpático	Charla magistral	Presentación de Power Point

21

		Concepto de dolor referido		
9	Sistema respiratorio	Cavidad pleural Pulmones Impresiones Lobulación y segmentación Estructuras hiliares Tráquea y bronquios principales Irrigación, drenaje venoso e inervación	Charla magistral	Aula multimedia
10	Abdomen y pelvis.	Músculos, irrigación, inervación, órganos internos	Charla magistral	Presentación de Power Point
11	Muslo y región glútea.	Músculos, irrigación, inervación, órganos internos	Charla magistral y diálogo grupal	Aula multimedia Presentación de Power Point
12	Evaluación			Aula multimedia
13	Estructuras óseas articulares de la pierna.	Estructuras óseas y articulares Compartimentos funcionales musculares Anterior, lateral y posterior Músculos de la pierna (origen, inserción, función) Irrigación, drenaje venoso e inervación	Charla magistral y diálogo grupal	Presentación de Power Point
14	Estructuras óseas, articulares, musculares e irrigación del pie.	Estructuras óseas y articulares Compartimentos funcionales musculares Flexores, extensores, abductores y aductores Músculos del pie (origen, inserción, función) Irrigación, drenaje venoso e inervación Mecanismo de la marcha y arcos pedios	Diálogo grupal	Aula multimedia
15	Evaluación	Evaluación final del curso		Aula

EVALUACION

Exámenes cortos		10%
Participación, asistencia y tareas		05%
Examen parcial I		15 %
Examen parcial II		15 %
Examen final (materia acumulativa)	35 %	
Presentaciones orales y escritos		20 %

BIBLIOGRAFIA

Crafts, Roger C. Anatomía Humana Funcional. Editorial Limusa. México D.F., 2002
Grant. Atlas de Anatomía Humana. Editorial Panamericana. Buenos Aires, Argentina.2001.
Atlas de Anatomía Humana. Sobotta. Ed. Panamericana. 2003
.Estructura y Función del Cuerpo Humano.Gary A. Thibodeau, K. T. Patton. De   Mosby.
1.996.
J. Montage; Atlas de Radiología del pie, Barcelona Masson 1984

NOMBRE DEL CURSO: ANATOMOFISIOLOGÍA DE LA EXTREMIDAD INFERIOR
CODIGO:
CREDITOS: 3
REQUISITOS: NO HAY

OBJETIVO GENERAL

Conocer la estructura y función del cuerpo humano en especial de la extremidad inferior, semiología, mecanismos, causas y manifestaciones generales de la enfermedad y métodos de diagnóstico de los procesos patológicos médicos y quirúrgicos, interrelacionando la patología general con la patología del pie.

OBJETIVOS ESPECÍFICOS

Que los estudiantes hayan demostrado poseer y comprender conocimientos en un área de estudio que parte de la base de la educación secundaria general, y se suele encontrar a un nivel que, si bien se apoya en libros de texto avanzados, incluye también algunos aspectos que implican conocimientos procedentes de la vanguardia de su campo de estudio.

Diplomado Universitario En Podologia, Tecnico En Podologia, Grado Universitario
Que los estudiantes sepan aplicar sus conocimientos a su trabajo o vocación de una forma profesional y posean las competencias que suelen demostrarse por medio de la elaboración y defensa de argumentos y la resolución de problemas dentro de su área de estudio.

CONTENIDO

Bloque temático 1. Generalidades. Introducción
Tema 1. **Generalidades del aparato locomotor.** Introducción a la extremidad inferior. Ejes y planos en el pie. Nomenclatura habitual.
Bloque temático 2. Esqueleto óseo del pie (3 temas)
Tema 2. Elementos óseos que integran el esqueleto del pie. Huesos del tarso
Tema 3. Elementos óseos que integran el esqueleto del pie. Huesos del metatarso y falanges.
Tema 4. Formación de los huesos del pie. Puntos de osificación. Anatomía de superficie de los huesos del pie, implicaciones clínicas.
Bloque temático 3. Articulaciones del pie y tobillo (4 temas)
Tema 5. Esquema general de las articulaciones del pie. Articulaciones tarsianas. Tarso posterior. Línea articular de Chopart. Articulaciones intertarsianas.
Tema 6. Articulaciones metatarsianas. Línea articular de Lisfranc. Articulaciones falángicas.
Tema 7. Anatomía descriptiva de la articulación del tobillo.
Tema 8. Anatomía de superficie de las articulaciones del pie y tobillo. Implicaciones clínicas.

Bloque temático 4. Musculatura propia del pie (músculos intrínsecos) (4 temas)
Tema 9. Clasificación de la musculatura del pie (distribución por planos y por compartimentos). Músculos de la región dorsal del pie.
Tema 10. Músculos de la región plantar interna, media y externa del pie: grupos superficiales, medios y profundos. Anatomía de superficie de los músculos del pie.
Tema 11. Mantenimiento de la bóveda plantar. Principales factores implicados.
Tema 12. Anatomía topográfica y funcional del pie. Implicaciones clínicas.
Bloque temático 5. Esqueleto, articulaciones y músculos de la pierna (musculatura extrínseca del pie) y rodilla (5 temas)
Tema 13. Elementos óseos que integran el esqueleto de la pierna. Tibia y peroné.
Tema 14. Clasificación de los músculos de la pierna. Músculos de la celda anterior y Músculos laterales de la pierna. Anatomía de superficie e implicaciones clínicas.
Tema 15. Músculos dorsales (posteriores) de la pierna: 1) Grupo profundo y 2) Grupo superficial. Anatomía de superficie e implicaciones clínicas.
Tema 16. Anatomía descriptiva de la articulación de la rodilla: elementos óseos y articulares.
Tema 17. Dinámica funcional de la articulación de la rodilla: movimientos de flexo-extensión y rotación. Estabilidad de la articulación. Importancia clínica.
Bloque temático 6. Musculatura del muslo. Articulación de la cadera y principales movimientos (4 temas)

Diplomado Universitario En Podologia, Tecnico En Podologia, Grado Universitario

Tema 18. Elementos óseos y articulares de la articulación de la cadera. Anatomía de superficie.

Tema 19. Dinámica funcional I: Anatomía funcional del movimiento de flexo-extensión de la articulación de la cadera. Localización de las principales fuerzas motoras.

Tema 20. Dinámica funcional II: Anatomía funcional del movimiento de aproximación y separación de la articulación de la cadera. Principales músculos implicados, localización y estructura.

Tema 21. Dinámica funcional III: Anatomía funcional del movimiento de rotación de la articulación de la cadera. Rotación interna y rotación externa. Estática de la articulación de la cadera. Principales músculos que realizan el movimiento, localización y estructura.

Bloque temático 7. Vascularización e inervación de la extremidad inferior (5 temas)

Tema 22. Principales arterias de la extremidad inferior: arterias femoral y poplítea. Tronco tibio-peroneo. Vasos arteriales del pie. Correlación con las estructuras anatómicas estudiadas.

Tema 23. Principales venas de la extremidad inferior. Venas superficiales y profundas. Arcos venosos del pie. Relación con el resto de estructuras anatómicas estudiadas.

Tema 24. Anatomía e Importancia de la circulación linfática. Ganglios linfáticos de la extremidad inferior y vasos linfáticos del pie.

Tema 25. Inervación de la extremidad inferior. Flexos lumbar y sacro: constitución y estudio de las colaterales. Nervios ciáticos poplíteos internos y externos.

Tema 26. Inervación del pie. Inervación cutánea y principales dermatomos.

Bloque temático 8. Nuevas técnicas de diagnóstico por imágenes aplicadas a la extremidad inferior.

Tema 27: Nuevas técnicas de diagnóstico por imágenes aplicadas a la extremidad **temas)**

Tema 9. Clasificación de la musculatura del pie (distribución por planos y por compartimentos). Músculos de la región dorsal del pie.

Tema 10. Músculos de la región plantar interna, media y externa del pie: grupos superficiales, medios y profundos. Anatomía de superficie de los músculos del pie.

Tema 11. Mantenimiento de la bóveda plantar. Principales factores implicados.

Tema 12. Anatomía topográfica y funcional del pie. Implicaciones clínicas.

Bloque temático 9. Esqueleto, articulaciones y músculos de la pierna (musculatura extrínseca del pie) y rodilla (5 temas)

Tema 13. Elementos óseos que integran el esqueleto de la pierna. Tibia y peroné.

2.- Articulaciones del pie y Músculos intrínsecos. Ejercicios de reconocimiento de los distintos elementos con modelos. Articulaciones del pie y sus principales ligamentos. Músculos cortos del pie. Ejercicio de reconocimiento en superficie utilizando el propio pie como modelo.

3.- Articulación de la rodilla y Músculos extrínsecos. Repaso con modelos anatómicos y piezas reales. Esqueleto de la pierna. Músculos extrínsecos del pie. Articulación de la rodilla y sus principales ligamentos. Ejercicio de reconocimiento de las estructuras estudiadas en superficie.

4.- Articulación de la cadera y Muslo. Ejercicios de reconocimiento de los distintos elementos con modelos y piezas reales. Esqueleto del muslo y músculos e inserciones correspondientes y sus principales ligamentos. Reconocimiento de las estructuras en superficie.

5.- Vascularización e inervación de la extremidad inferior. Principales vías circulatorias y nerviosas de la extremidad inferior. Utilización de modelos y realización de ejercicios para localizar las distintas estructuras estudiadas.

METODOLOGIA

Se utilizará una metodología participativa entre el profesor y los estudiantes, para el desarrollo de cada uno de los objetivos propuestos, con el propósito de reflexionar y compartir conocimientos y experiencias, así como de recibir la adecuada retroalimentación en el desarrollo del trabajo.

El curso tiene una base tanto teórica como práctica por lo que las clases magistrales serán complementadas con la participación activa de los alumnos.

Además, dicha metodología se complementará con charlas impartidas por expertos, exposiciones grupales de temas asignados por el facilitador, discusión en clase de lecturas cortas hechas en casa, investigaciones de campo para que el estudiante lleve a la práctica la teoría y se adapte a la realidad. Tomando en cuenta la lluvia de ideas que darán en un espacio de la lección los estudiantes.

RECURSOS DIDÁCTICOS

Los recursos disponibles en la Universidad: equipos y aula de multimedia, equipos audiovisuales, pizarra, pápelo grafos, dinámicas de grupos.

CRONOGRAMA.

N°	Tema	Contenido	Metodología	Recursos
1	Generalidades. Introducción Esqueleto óseo del pie	Introducción a la extremidad inferior. Ejes y planos en el pie. Nomenclatura habitual. Elementos óseos que integran el esqueleto del pie. Huesos del tarso Elementos óseos que integran el esqueleto del pie. Huesos del metatarso y falanges. Formación de los huesos del pie	Charla magistral	Aula multimedia Presentación de Power Point
2	Bloque Articulaciones	Esquema general de las articulaciones del pie.	Charla magistral y diálogo grupal	Aula multimedia

	del pie y tobillo. Musculatura propia del pie (músculos intrínsecos)	Articulaciones tarsianas. Tarso posterior. Línea articular de Chopart. Articulaciones intertarsianas. Anatomía descriptiva de la articulación del tobillo. Anatomía de superficie de las articulaciones del pie y tobillo. Implicaciones clínicas. Mantenimiento de la bóveda plantar. Principales factores implicado. Anatomía topográfica y funcional del pie. Implicaciones clínicas. Clasificación de la musculatura del pie (distribución por planos y por compartimentos). Músculos de la reg ión dorsal del pie.		
3	Esqueleto, articulaciones y músculos de la pierna (musculatura extrínseca del pie) y rodilla Musculatura del muslo. Articulación de la cadera y principales movimientos	Elementos óseos que integran el esqueleto de la pierna. Tibia y peroné. Clasificación de los músculos de la pierna. Músculos de la celda anterior y Músculos laterales de la picrna. Anatomía de superficie e implicaciones clínicas. Músculos dorsales (posteriores) de la pierna: 1) Grupo profundo y 2) Grupo superficial. Anatomía de superficie e implicaciones clínicas. Anatomía descriptiva de la articulación de la rodilla: elementos óseos y articulares. Dinámica funcional de la articulación de la rodilla: movimientos de flexo-extensión y rotación. Estabilidad de la articulación. Importancia clínica. Elementos óseos y articulares de la articulación de la cadera.	Idem	Presentación de Power Point

		Anatomía de superficie. Dinámica funcional I: Anatomía funcional del movimiento de flexo-extensión de la articulación de la cadera. Localización de las principales fuerzas motoras. Dinámica funcional II: Anatomía funcional del movimiento de aproximación y separación de la articulación de la cadera. Principales músculos implicados, localización y estructura. Dinámica funcional III: Anatomía funcional del movimiento de rotación de la articulación de la cadera. Rotación interna y rotación externa. Estática de la articulación de la cadera. Principales músculos que realizan el movimiento, localización y estructura.		
4	Vascularización e inervación de la extremidad inferior. Nuevas técnicas de diagnóstico por imágenes aplicadas a la extremidad inferior.	Principales arterias de la extremidad inferior: arterias femoral y poplítea. Tronco tibio-peroneo. Vasos arteriales del pie. Correlación con las estructuras anatómicas estudiadas. Principales venas de la extremidad inferior. Venas superficiales y profundas. Arcos venosos del pie. Relación con el resto de estructuras anatómicas estudiadas. Anatomía e Importancia de la circulación linfática. Ganglios linfáticos de la extremidad inferior y vasos linfáticos del pie. Inervación de la extremidad inferior. Flexos lumbar y	Idem	Aula multimedia

		sacro: constitución y estudio de las colaterales. Nervios ciáticos poplíteos internos y externos. Inervación del pie. Inervación cutánea y principales dermatomos. Nuevas técnicas de diagnóstico por imágenes aplicadas a la extremidad Clasificación de la musculatura del pie (distribución por planos y por compartimentos). Músculos de la región dorsal del pie.		
5	Músculos de la región plantar interna, media y externa del pie. Esqueleto, articulaciones y músculos de la pierna (musculatura extrínseca del pie) y rodilla Articulaciones del pie y Músculos intrínsecos. Articulación de la rodilla y Músculos extrínsecos. Articulación de la cadera y Muslo. Vascularización e inervación de la extremidad inferior.	Músculos de la región plantar interna, media y externa del pie: grupos superficiales, medios y profundos. Anatomía de superficie de los músculos del pie. Mantenimiento de la bóveda plantar. Principales factores implicados. Anatomía topográfica y funcional del pie. Implicaciones clínicas. Elementos óseos que integran el esqueleto de la pierna. Tibia y peroné. Ejercicios de reconocimiento de los distintos elementos con modelos. Articulaciones del pie y sus principales ligamentos. Músculos cortos del pie. Ejercicio de reconocimiento en superficie utilizando el propio pie como modelo. Repaso con modelos anatómicos y piezas reales. Esqueleto de la pierna. Músculos extrínsecos del pie. Articulación de la rodilla y sus	Charla magistral y diálogo grupal	Presentación de Power Point

29

		principales ligamentos. Ejercicio de reconocimiento de las estructuras estudiadas en superficie. Ejercicios de reconocimiento de los distintos elementos con modelos y piezas reales. Esqueleto del muslo y músculos e inserciones correspondientes y sus principales ligamentos. Reconocimiento de las estructuras en superficie. Principales vías circulatorias y nerviosas de la extremidad inferior. Utilización de modelos y realización de ejercicios para localizar las distintas estructuras estudiadas.		
6	Evaluación.	Evaluación final del curso		Aula multimedia Presentación de Power Point

EVALUACION

Exámenes cortos	10%
Participación, asistencia y tareas	05%
Examen parcial I	15 %
Examen parcial II	15 %
Examen final (materia acumulativa)	35 %
Presentaciones orales y escritos	20 %

BIBLIOGRAFÍA
Anatomía Humana, Descriptiva, topográfica y funcional. Tomo III. H. Rouviére, y A. Delmas; 11ª edición 2005. Editorial Masson.

Anatomía Humana. Tomo I. Latarjet-Ruiz Liard, 4ª edición 2007. Editorial Panamericana.

Fundamentos de anatomía con orientación clínica K. L. Moore y A. M. R. Agur. 2003. Editorial Panamericana

Anatomía con orientación clínica, 4ª ed. K. L. Moore y A. F. Dalley. 2002. Ed. Panamericana.

Anatomía del aparato locomotor. Tomo 1 (miembro inferior). Michel Dufour. 2003. Editorial Masson.

Prometheus. Texto y atlas de Anatomía. Tomo 1 (Anatomía general y aparato locomotor). 2005. Editorial Panamericana.

Anatomía humana. 4 tomos. Testud, L. Ed. Salvat

Anatomía para estudiantes Gray, Henry 1827-1861 / Drake, Richard L. Ph.D. / Vogl, Wayne / Mitchell, Adam W. M., Elsevier 2005

Anatomía y fisiología. Thibodeau-Patton. 6ª Ed 2007. Edt. Elser0vier-Masson.

Anatomo-fisiología. Master de enfermería Martin Villamor. 2 tomos.2003 Edt. Masson

Anatomy and human movement structure and function Nigel Palastanga, Derek Field, Roger Soames Butterworth-Heinemann, Oxford (2002)

Anatomía basada en la resolución de problemas Graig A. Canby, 2007 Ed. Elsevier Saunders

Anatomía Humana, García-Porrero, Juan A., Hurlé J, 2005 ed. Mc Graw Hill Interamericana

Libros de consulta general:

Manual de podología. A. Goldcher. Ed. Masson, 1992.

Diagnóstico por imagen de las afecciones del pie, A. Chevrot, 2000. Ed. Masson.

El pie en los albores del siglo XXI, A. López Muñiz, L. C. Hernández. 1997. Federación española de podólogos.

Anatomía Fisiológica. L. Perlcmuter; 1999 Ed. Masson.

Lecciones básicas de biomecánica del aparato locomotor. A. Villadot Voegeli y colaboradores. 2001. Ed. Springer-Verlag Ibérica.

Atlas

Atlas de Anatomía Humana. F.H. Netter, 3ª edición 2007. Ed. Novartis. **Estructura del cuerpo humano.** Sobotta. (b/n) P. Posel y E. Schulte. 2000. Ed. Marban.

Atlas de Anatomía Humana. J. Sobotta; 2006. Edit. Panamericana. **Atlas de anatomía palpatoria de la extremidad inferior (manual de superficie),** S. Tixa. 1999. Ed. Masson.

Atlas de radiología del pie. J. Montagne, A. Chevrot y J.M. Galmiche. 1984, descatalogado. Ed. Masson (agotado)

Foot& Ankle Anatomy (2ª edición). RMH Macinn, RT Hutchings y BM Logan. Atlas en color de la anatomía del pie y tobillo. 1996. Ed. Mosby-Wolfe.

Netter: Fichas de autoevaluación (2-Tronco/3-Miembros). Hansen JT. 2007.Ed.Masson

Wolf-Heidegger,G Atlas de anatomía humana. Koft Maier, Petra. 2 volúmenes. 2003 Ed. Marban

Atlas fotográfico de anatomía del cuerpo humano. Rohen-Yokochi.1998 Edt. Doyma

Atlas fotográfico de anatomía. Thiel,W. Tomo y anexos. 2000 Ed. SPRINGER-VERLAG IBERICA

Atlas fotográfico de anatomía. En CD-Rom. Ferreira. 2013. Edt. Weber.

NOMBRE DEL CURSO: PODOLOGÍA DEL PIE DIABÉTICO
CODIGO:
CREDITOS: 3
REQUISITOS:

OBJETIVO GENERAL

Dar a conocer al alumno los conocimientos de patologías importantes que guardan relación con el pie diabético, tanto en su base teórica como práctica.

OBJETIVOS ESPECÍFICOS

Adquirir el conocimiento sobre patologías específicas del pie diabético.

Adquirir el conocimiento sobre patologías específicas estructurales del pie diabético.

Adquirir el conocimiento sobre patologías específicas de origen sistémico del pie diabético.
CONTENIDO.

Pie Diabético

Diabetes Mellitus: Generalidades. Fisiopatología.
Pie diabético definición, epidemiología.
Fisiopatología del pie diabético.
Afectación Vascular: Macromicroangiopatía Diabética.
Afectación Neurológica en el pie Diabético.
Afectación Mecánica en el pie Diabético.
Afectación de tejidos blandos en el pie Diabético.
Clínica de las alteraciones neurológicas del pie diabético. Pie de Charcot.
Exploración vascular, neurológica.
Ulceración en el pie diabético. Características, tipos y tratamientos.
Evaluación y clasificaciones del pie diabético.
Educación y prevención del pie diabético.
Terapéutica para el pie diabético. Lesiones ungueales, dérmicas. Tratamiento tópico.
Tratamiento ortopédico del pie diabético.
Tratamientos quirúrgicos y amputaciones
Uso del calzado para el pie diabético.

METODOLOGIA

Se utilizará una metodología participativa entre el profesor y los estudiantes, para el desarrollo de cada uno de los objetivos propuestos, con el propósito de reflexionar y

Diplomado Universitario En Podologia, Tecnico En Podologia, Grado Universitario

compartir conocimientos y experiencias, así como de recibir la adecuada retroalimentación en el desarrollo del trabajo.

El curso tiene una base tanto teórica como práctica por lo que las clases magistrales serán complementadas con la participación activa de los alumnos.

Además, dicha metodología se complementará con charlas impartidas por expertos, exposiciones grupales de temas asignados por el facilitador, discusión en clase de lecturas cortas hechas en casa, investigaciones de campo para que el estudiante lleve a la práctica la teoría y se adapte a la realidad. Tomando en cuenta la lluvia de ideas que darán en un espacio de la lección los estudiantes.

RECURSOS DIDÁCTICOS

Los recursos disponibles en la Universidad: equipos y aula de multimedia, equipos audiovisuales, pizarra, pápelo grafos, dinámicas de grupos. Modelos de pie de plástico.

CRONOGRAMA.

N°	Tema	Contenido	Metodología	Recursos
1	Pie Diabético	Diabetes Mellitus: Generalidades. Fisiopatología. Pie diabético definición, epidemiología.	Charla magistral	Aula multimedia Presentación de Power Point
2	Pie Diabético	Fisiopatología del pie diabético. Afectación Vascular: Macromicroangiopatía Diabética.	Charla magistral y diálogo grupal	Aula multimedia
3	Pie Diabético	Afectación Neurológica en el pie Diabético Afectación Mecánica en el pie Diabético. Afectación de tejidos blandos en el pie Diabético.	Idem	Presentación de Power Point
4	Pie Diabético	Clínica de las alteraciones neurológicas del pie diabético. Pie de Charcot. Exploración vascular, neurológica.	Idem	Aula multimedia

5	Pie Diabético	Ulceración en el pie diabético. Características, tipos y tratamientos. Evaluación y clasificaciones del pie diabético.	Charla magistral y diálogo grupal	Presentación de Power Point
6	Evaluación.			Aula multimedia Presentación de Power Point
7	Pie Diabético	Educación y prevención del pie diabético.	Charla magistral y diálogo grupal	Aula multimedia
8	Pie Diabético	Terapéutica para el pie diabético. Lesiones ungueales, dérmicas. Tratamiento tópico.	Charla magistral	Presentación de Power Point
9	Pie Diabético	Tratamiento ortopédico del pie diabético. Tratamientos quirúrgicos y amputaciones Uso del calzado para el pie diabético.	Charla magistral	Aula multimedia
15	Evaluación	Evaluación final del curso		Aula

EVALUACION

Exámenes cortos	10%
Participación, asistencia y tareas	05%
Examen parcial I	15 %
Examen parcial II	15 %
Examen final (materia acumulativa)	35 %
Presentaciones orales y escritos	20 %

BIBLIOGRAFÍA
Macfarlane R., Classification of diabetic foot ulcers: The SAD System, The Diabetic Foot journal, 2- 4: 123-131, Ab, 1999.

Diplomado Universitario En Podologia, Tecnico En Podologia, Grado Universitario

Morice A., Rosello M., Arauz A., Sanchez G., Padilla G., Diabetes □ellitas en Costa Rica, un análisis interdisciplinario, serie de documentos técnicos I.N.C.I.E.N.S.A., 1. ed., Costa Rica, Ministerio de Salud, 1999.

John C. White, Preventive foot-care practices among adults with diabetes in North Carolina, J Am Podiatr Med Assoc, 94: 483-491, Jun, 2004.

New York Diabetes Control program, www.cdc.gov/diabetes/states/ny. 2005.

Harrison, Principios de Medicina Interna, 14 edición, ed. Mc Graw Hill, 2004.

Foot and Ankle disorders. Mark S. Myerson. Ed Saunders. 2002.

Clinics in Podiatric Medicine and Surgery. Ed Saunders. 2003.

Martínez, L. El pie en la evolución del ser humano. 2000.

Martínez, L. El pie diabético, biomecánica, clínica y prevención.2000.

Moreno de la fuente, J. L. Podología general y biomecánica.   Masson, 2003.

Manual del Pie diabético, autor Ramón Martínez López, abril 2006, Editorial tecnológico de Cartago C.R.

NOMBRE DEL CURSO: COMPUTACION
CODIGO:
CREDITOS: 3
REQUISITOS: NO HAY

OBJETIVO GENERAL

Introducir al estudiante en el empleo de la tecnología como una herramienta que le ofrece ventajas competitivas si le da uso adecuado y eficiente.

OBJETIVOS ESPECIFICOS

Familiarizar al estudiante con los conceptos actuales básicos de la computación en el ámbito de usuario final.
Brindar los conocimientos básicos para el ingreso en uno de los ambientes que se encuentran en
la mayoría de los microcomputadores, Windows 95.
Permitir al estudiante hacer de la computadora una herramienta de trabajo.

Diplomado Universitario En Podologia, Tecnico En Podologia, Grado Universitario
Desarrollar las habilidades para la utilización de las herramientas principales y básicas de Windows 95, para usuarios que no poseen conocimientos técnicos en el área de la computación.

CONTENIDO.

Introducción a la computación

Componentes de la microcomputadora
Monitor, CPU, Teclado, Mouse, Impresoras, etc.
Memoria, Disco Duro, Disquetera, Unidad de CD.
Conceptos de hardware y software.
Sistema Operativo y Programas Utilitarios.
Ambiente Windows 2003

Barra de tareas.
Escritorio.

Ventanas

Partes de la ventana.
Botones de minimizar, maximizar y cerrar.
Menús.

Iconos

Carpetas o "folders".
"Shortcuts".
Creación y borrado de iconos.
Modificación de propiedades.

Botón de Inicio o "Start"

Concepto de menú.
Tipos de elementos del menú.
Elementos de ejecución.
Elementos de submenús.
Opción Apagar o "Shutdown".
Opción de Ejecutar o "Run".
Opción Buscar o "Find".
Opción de Document o "Documentos".
Opción Programas o "Programs".
Opción Configurar o "Settings':.

Diplomado Universitario En Podologia, Tecnico En Podologia, Grado Universitario
Utilitarios de Windows

Calculadora.
Word Pad.
Paint.
Administrador de Archivos: Explorador de Windows o

"Windows Explorer".

Navegación en Internet

Introducción a Internet.
Ingreso a Netscape.
Búsqueda de Información.
NetSearch.
Yahoo.

Presentador de diapositivas: Microsoft Power Point 2003

Conformación de la presentación: diapositivas o "Slides".
Partes de una diapositiva: Titulo y cuerpo.
Formatos de diapositivas.
Utilización de viñetas.
Utilización de Clip Art.
Modificación de un Clip Art.
Utilización de Word Art:
Utilización de Autoformas "AutoShapes".
Utilización de plantillas.
Inserción de gráficos.
Inserción de tabla.
Botones de Acción.
Transformar una diapositiva de color a blanco y negro.
Aplicar textura, background, trama, imágenes a una diapositiva.
Efectos y Transiciones.

Presentación y utilización de los más recientes programas en formato de Multimedias,
disponibles en el mercado y diseñados especialmente para medicina.
Procesador de Texto: Microsoft Word 2003

Conceptos de documento.
Creación de documentos.
Guardar archivos.
Opciones de visualización de contenido.
Como activar y desactivar la barra de herramientas.
Como activar y desactivar la regla.
Creación de encabezados y pies de páginas.

Insertar fecha y hora.

Rompimiento de página.

Numeración de páginas.

Notas al pie y notas al final del documento.

Estilos, Tamaños, Tipos de Letra, efectos, color.

Letras Animadas.

Espaciado interlineal.

Viñetas y numeración de líneas.

Bordes y sombreados.

Letra capital.

Cambiar de mayúscula a minúscula.

Modificar el background.

El contador de palabras.

Proteger documentos.

Tablas.

Insertas filas y columnas en una tabla.

Dividir celdas en una tabla.

Autoformatear una tabla.

Ordenar los datos en una tabla.

Epígrafe.

Convertir texto en tabla.

Convertir tabla en texto.

Columnas periodísticas.

Utilización de Clip Art.

Utilización del Word Art.

Insertar Fotografías.

Utilización de autoformas "AutoShapes".

Vínculos o ligas entre documentos "Hiperlink".

Sobres y Etiquetas.

Utilización de los asistentes "Wizard" para la creación de documentos.

METODOLOGIA

Se utilizará una metodología participativa entre el profesor y los estudiantes, para el desarrollo de cada uno de los objetivos propuestos, con el propósito de reflexionar y compartir conocimientos y experiencias, así como de recibir la adecuada retroalimentación en el desarrollo del trabajo.

El curso tiene una base tanto teórica como práctica por lo que las clases magistrales serán complementadas con la participación activa de los alumnos.

RECURSOS DIDÁCTICOS

Los recursos disponibles en la Universidad: equipos y aula de multimedia, equipos audiovisuales, pizarra, pápelo grafos, dinámicas de grupos.

CRONOGRAMA.

Nº	Tema	Contenido	Metodología	Recursos
1	Introducción a la computación	Componentes de la microcomputadora	Charla magistral	Aula multimedia Presentación de Power Point
2	Ambiente Windows	Barra de tareas, escritorio.	Charla magistral y diálogo grupal	Aula multimedia
3	Ventanas	Partes de la ventana. Botones de minimizar, maximizar y cerrar. Menús.	Idem	Presentación de Power Point
4	iconos	Carpetas o "folders". "Shortcuts". Creación y borrado de iconos. Modificación de propiedades.	Idem	Aula multimedia
5	Botón de inicio	Menú	Charla magistral y diálogo grupal	Presentación de Power Point
6	Evaluación.			Aula multimedia Presentación de Power Point
7	Utilitarios de Windows.	Calculadora. Word Pad. Paint.	Charla magistral y diálogo grupal	Aula multimedia
8	Administrador de Archivos.	Windows explorer	Charla magistral	Presentación de Power Point
9	Navegación en Internet	Internet explorer	Charla magistral	Aula multimedia
10	Presentador de diapositivas y	powerpoint	Charla magistral	Presentación de Power Point

	utilización de autoformas.			
11	Multimedia para medicina.	Presentación y utilización de los más recientes programas en formato de Multimedias, disponibles en el mercado y diseñados especialmente para medicina.	Charla magistral y diálogo grupal	Aula multimedia Presentación de Power Point
12	Evaluación			Aula multimedia
13	Procesador de texto.	microsoftword	Charla magistral y diálogo grupal	Presentación de Power Point
14	Programa de prácticas.		Diálogo grupal	Aula multimedia
15	Evaluación	Evaluación final del curso		Aula

EVALUACION

Exámenes cortos		10%
Participación, asistencia y tareas		05%
Examen parcial I		15 %
Examen parcial II		15 %
Examen final (materia acumulativa)	35 %	
Presentaciones orales y escritos		20 %

BIBLIOGRAFÍA

Tiznado S. Marco. A, *Office 2003 para todos, Primera Edición, Colombia, McGrawHiII, 1999.
Crumlish Christian, McGrawHiII. *Word 2000 para gente ocupada, Primera edición, México, 2000.
Finkelstein Ellen, *PowerPoint 2003, Primera Edición, México, McGrawHill, 2003.
-   De Trejos Hermanos Sucesores, SA Guía Visual. Microsoft Power Point 2003,
-   Manuel Pérez Cota, Amparo Rodríguez Damián, María Rodríguez Damián, Microsoft Office 2003, Power Point 2003, Mc Graw-HiII, 2003.

**SEGUNDO
CUATRIMESTRE**

NOMBRE DEL CURSO: FARMACOLOGÍA EN PODOLOGÍA
CODIGO:
CREDITOS: 3
REQUISITOS:
OBJETIVO GENERAL

El objetivo de la asignatura de Farmacología en podología es enseñar a los estudiantes los conceptos y métodos fundamentales de la terapéutica racional, con el fin de utilizar de fármacos en el paciente podológico del modo más seguro y eficaz. El aprendizaje de estos conceptos servirá para que, en la práctica profesional, los podólogos realicen una selección de medicamentos y pautas terapéuticas con la mejor relación beneficio/riesgo previsible, y a la individualización de ambos en función de las características propias de cada paciente.

OBJETIVOS ESPECÍFICOS.

Conocer la legislación existente para el ejercicio de la profesión.

Formular hipótesis, valorar la información y promover soluciones viables a los casos y situaciones profesionales.

Capacidad para analizar, evaluar y valorar las situaciones individuales y colectivas, identificar problemas, interpretar datos y formular soluciones a los problemas individuales o colectivos.

Valorar críticamente la información y aplicar el método científico para la mejora de la práctica profesional.

Ser capaz de trabajar en equipos multidisciplinares y multiculturales y liderar equipos multidisciplinares.

Capacidad de actualización, consolidación e integración de los nuevos conocimientos para la mejora del ejercicio profesional utilizando las técnicas de autoaprendizaje continuado y el análisis crítico.

Capacidad para utilizar y promover la innovación y creatividad para la solución de los problemas profesionales.

Conocer y aplicar los fundamentos teóricos y metodológicos de la Podología y Podiatría.

Obtener la capacidad, habilidad y destreza necesarias para diagnosticar, prescribir, indicar, realizar y/o elaborar y evaluar cualquier tipo de tratamiento podológico, ortopodológico, quiropodológico, cirugía podológica, físico, farmacológico, preventivo y/o educativo, basado en la Historia Clínica.

Incorporar los principios éticos y legales de la profesión en la práctica, actuando siempre en base al cumplimiento de las obligaciones deontológicas, de la legislación vigente y de los criterios de normopraxis, integrando los aspectos sociales y comunitarios en la toma de decisiones.

Obtener información sobre las acciones de los fármacos en el ser humano a partir de ensayos clínicos y estudios de farmacocinética clínica, farmacovigilancia y utilización de medicamentos.

Recopilar, evaluar de forma crítica y sistematizar la información sobre la utilización más adecuada de los medicamentos.

Aplicar los conocimientos anteriores para mejorar la utilización de los medicamentos en la práctica clínica.

Diplomado Universitario En Podologia, Tecnico En Podologia, Grado Universitario

CONTENIDO.

I. PRINCIPIOS BÁSICOS DE LA FARMACOLOGÍA

1. Concepto y evolución histórica de la Farmacología
2. Vías de administración de los medicamentos
3. Absorción de los medicamentos
4. Distribución y de los fármacos en el organismo
5. Biotransformación de los fármacos
6. Excreción de fármacos
7. Mecanismos de acción de los fármacos
8. Interacciones farmacológicas
9. Reacciones adversas de los medicamentos.
10. Formas de presentación de los medicamentos

II. FARMACOLOGÍA DEL SISTEMA NERVIOSO VEGETATIVO

11. Fármacos parasimpaticomiméticos
12. Fármacos parasimpaticolíticos
13. Fármacos simpaticomiméticos
14. Fármacos simpaticolíticos

III. FARMACOLOGÍA DE LOS SISTEMAS NERVIOSO PERIFÉRICO Y CENTRAL

15. Bloqueantes neuromusculares
16. Anestésicos locales
17. Anestésicos generales
18. Analgésicos opiáceos
19. Fármacos ansiolíticos e hipnóticos
20. Fármacos antipsicóticos
21. Fármacos antidepresivos
22. Fármacos antiepilépticos
23. Farmacología de las enfermedades neurodegenerativas. Parkinson,Alzheimer.

IV. MEDIADORES CELULARES. INFLAMACIÓN, INMUNIDAD Y CANCER

24. Fármacos antihistamínicos y antiserotonínicos
25. Fármacos antiinflamatorios no esteroideos (AINEs)
26. Corticoides
27. Farmacología de la inmunidad
28. Antineoplásicos

V. FARMACOLOGÍA RENAL, CARDIOVASCULAR, RESPIRATORIA Y SANGUÍNEA

29. Fármacos diuréticos
30. Fármacos antihipertensivos
31. Fármacos inotrópicos
32. Fármacos antianginosos
33. Fármacos antiarrítmicos
34. Farmacología de la hemostasia y la fibrinólisis
35. Fármacos antianémicos.

36. Farmacología del aparato respiratorio

VI. FÁRMACOS ANTIINFECCIOSOS
37. Antiinfecciosos. Generalidades
38. Antibióticos betalactámicos
39. Aminoglucósidos y quinolonas
40. Macrólidos, tetraciclinas y lincosamidas
41. Otros antibacterianos
42. Fármacos antimicóticos
43. Fármacos antivirales
44. Antisépticos

VII. FARMACOLOGÍA HORMONAL
45. Insulina e hipoglucemiantes orales
46. Tiroxina y fármacos antitiroideos
47. Fármacos que modifican la calcificación ósea
48. Farmacología de las hormonas sexuales.

VIII. FARMACOLOGÍA DEL APARATO DIGESTIVO Y DE LA NUTRICIÓN
49. Farmacología de la motilidad gastrointestinal
50. Farmacología de la secreción gástrica
51. Fármacos hipolipemiantes y fármacos utilizados en la obesidad
52. Fármacos hipouricemiantes.

IX. USO DE FÁRMACOS EN SITUACIONES ESPECIALES
53. Terapia tópica

METODOLOGIA

Se utilizará una metodología participativa entre el profesor y los estudiantes, para el desarrollo de cada uno de los objetivos propuestos, con el propósito de reflexionar y compartir conocimientos y experiencias, así como de recibir la adecuada retroalimentación en el desarrollo del trabajo.

Además, dicha metodología se complementará con charlas impartidas por expertos, exposiciones grupales de temas asignados por el facilitador, discusión en clase de lecturas cortas hechas en casa, investigaciones de campo para que el estudiante lleve a la práctica la teoría y se adapte a la realidad. Tomando en cuenta la lluvia de ideas que darán en un espacio de la lección los estudiantes.

RECURSOS DIDÁCTICOS

Los recursos disponibles en la Universidad: equipos y aula de multimedia, equipos audiovisuales, pizarra, pápelo grafos, dinámicas de grupos.

CRONOGRAMA.

N°	Tema	Contenido	Metodología	Recursos
1	Principios Básicos De La Farmacología	1. Concepto y evolución histórica de la Farmacología 2. Vías de administración de los medicamentos 3. Absorción de los medicamentos 4. Distribución y de los fármacos en el organismo 5. Biotransformación de los fármacos 6. Excreción de fármacos 7. Mecanismos de acción de los fármacos 8. Interacciones farmacológicas 9. Reacciones adversas de los medicamentos. 10. Formas de presentación de los medicamentos	Charla magistral	Aula multimedia Presentación de Power Point
2	Farmacología Del Sistema Nervioso Vegetativo	11. Fármacos parasimpaticomiméticos 12. Fármacos parasimpaticolíticos 13. Fármacos simpaticomiméticos 14. Fármacos simpaticolíticos	Charla magistral y diálogo grupal	Aula multimedia
3	Farmacología De Los Sistemas Nervioso Periférico Y Central.	15. Bloqueantes neuromusculares 16. Anestésicos locales 17. Anestésicos generales 18. Analgésicos opiáceos 19. Fármacos ansiolíticos e hipnóticos 20. Fármacos antipsicóticos 21. Fármacos antidepresivos	Idem	Presentación de Power Point

		22. Fármacos antiepilépticos 23. Farmacología de las enfermedades neurodegenerativas. Parkinson, Alzheimer		
4	Mediadores Celulares. Inflamación, Inmunidad Y Cancer	24. Fármacos antihistamínicos y antiserotonínicos 25. Fármacos antiinflamatorios no esteroideos (AINEs) 26. Corticoides 27. Farmacología de la inmunidad 28. Antineoplásicos	Idem	Aula multimedia
5	Farmacología Renal, Cardiovascular, Respiratoria Y Sanguínea	29. Fármacos diuréticos 30. Fármacos antihipertensivos 31. Fármacos inotrópicos 32. Fármacos antianginosos 33. Fármacos antiarrítmicos 34. Farmacología de la hemostasia y la fibrinólisis 35. Fármacos antianémicos. 36. Farmacología del aparato respiratorio	Charla magistral y diálogo grupal	Presentación de Power Point
6	Evaluación.			Aula multimedia Presentación de Power Point
7	Fármacos Antiinfecciosos	37. Antiinfecciosos. Generalidades 38. Antibióticos betalactámicos 39. Aminoglucósidos y quinolonas 40. Macrólidos, tetraciclinas y lincosamidas 41. Otros antibacterianos 42. Fármacos antimicóticos 43. Fármacos antivirales 44. Antisépticos	Charla magistral y diálogo grupal	Aula multimedia
8	Farmacología Hormonal	45. Insulina e hipoglucemiantes orales	Charla magistral	Presentación de Power Point

		46. Tiroxina y fármacos antitiroideos 47. Fármacos que modifican la calcificación ósea 48. Farmacología de las hormonas sexuales.		
9	Farmacología Del Aparato Digestivo Y De La Nutrición Uso De Fármacos En Situaciones Especiales	49. Farmacología de la motilidad gastrointestinal 50. Farmacología de la secreción gástrica 51. Fármacos hipolipemiantes y fármacos utilizados en la obesidad 52. Fármacos hipouricemiantes. 53. Terapia tópica		
15	Evaluación	Evaluación final del curso		Aula

EV ALUACION

Exámenes cortos	10%
Participación, asistencia y tareas	05%
Examen parcial I	15 %
Examen parcial II	15 %
Examen final (materia acumulativa)	35 %
Presentaciones orales y escritos	20 %

BIBLIOGRAFÍA

Baños Díez, Josep-Eladi. Farré Albaladejo, Magí. "Principios de farmacología clínica [bases científicas de la utilización de medicamentso]". Barcelona [etc.] Masson D.L. 2002.
DiPiro, Joseph T. "Pharmacotherapy a pathophysiologic approach". New York [etc.] McGraw-Hill Medical cop. 2011.
Bonfill Cosp, Xavier. "Ensayos clínicos en intervenciones no farmacológicas". Barcelona Fundación Dr. Antonio Esteve D.L. 2001.
Carné, X. / Costa, J. "Problemas y controversias en torno al ensayo clínico". Barcelona Fundación Dr. Antonio Esteve cop. 1998.

NOMBRE DEL CURSO: NEUROANATOMIA
CODIGO:
CREDITOS: 3
REQUISITOS:

OBJETIVO GENERAL

Al finalizar el curso el estudiante debe dominar los aspectos generales sobre las correlaciones anatomofuncionales del sistema nervioso humano.

OBJETIVOS ESPECIFICOS

Describir los detalles anatómicos del sistema nervioso central y periférico.

Reconocer las diferentes regiones del sistema nervioso central: médula espinal, tronco encefálico, cerebelo, diencéfalo y hemisferios cerebrales.

Conocer la irrigación del sistema nervioso central, los detalles anatómicos de las meninges y la circulación del líquido cefalorraquídeo.

Conocer la función de los sistemas sensoriales generales, sistemas sensoriales especiales y sistema motor.

Establecer las correlaciones clínicas de las estructuras del sistema nervioso.

CONTENIDO.
Introducción

Aspectos generales sobre la neuroanatomía.
Métodos de estudio, historia y otros aspectos de interés.
Evolución filogenética del sistema nervioso.
Embriología del sistema nervioso.
Organización general del sistema nervioso y funciones generales.
Introducción y organización del sistema nervioso central

Sistema nervioso central y periférico.
Sistema nervioso autónomo.
Principales divisiones del sistema nervioso central: médula espinal, estructura de la médula espinal.
Encéfalo; divisiones del encéfalo.
Principales divisiones del sistema nervioso periférico: nervios craneales y espinales.
Ganglios nerviosos sensitivos y autónomos.

Consideraciones clínicas: relaciones de la médula con las vértebras, lesiones de médula y encéfalo, lesiones de nervios espinales, hernias discales, traumatismos de cráneo y lesiones de encéfalo.

Topografía y niveles funcionales de la médula espinal

Anatomía macroscópica de la médula espinal.
Meninges espinales: aracnoides y piamadre, duramadre.
Nervios espinales.
Topografía de la médula espinal: sustancia blanca y sustancia gris.
Diferencias regionales.
Lesiones de la médula espinal, exploración clínica de las lesiones medulares.

Anatomía, topografía y niveles funcionales del tronco cerebral

Anatomía del tronco cerebral, bulbo raquídeo, protuberancia y mesencéfalo.
Topografía del tronco cerebral: superficie anterior, superficie posterior.
Formación reticular del tronco cerebral: niveles funcionales del tronco cerebral.
Problemas clínicos.

Diencéfalo

Tálamo, hipotálamo, subtálamo, epitálamo.
Niveles funcionales, aferencias y eferencias.
Eje neuroendocrino, regulación de la actividad sexual y otras funciones.
Núcleos del di encéfalo, conexiones e importancia clínica.

Vías descendentes y ascendentes

Sistema piramidal.
Vía piramidal o fascículo corticoespinal, fascículo corticobulbar o corticonuclear.
Síndrome de la neurona motora superior.
Ictus capsular.
Lesiones combinadas.
Lesiones espinales.
Sistema somatosensorial general.
Generalidades del sistema sensorial.
Componentes periféricos, vías espinales de la sensibilidad táctil, vibratoria y posición y movimiento de las extremidades.
Vías espinales de la sensibilidad dolorosa y térmica.
Importancia clínica de las vías somatosensoriales espinales.

Ganglios basales

Cuerpo estriado, núcleo' subtalámico, sustancia negra, conexiones de los ganglios basales, aferencia, interconexiones, eferencias.

Manifestaciones de las lesiones de los ganglios basales: signos positivos y negativos, discinesia.

Enfermedad de Parkinson, enfermedad de Huntington.

Consideraciones funcionales.

Cognición.

Cerebelo

Subdivisiones anatómicas.

Pedúnculos cerebelosos, corteza cerebelosa: histología y circuitos: núcleos cerebolosos.

8.3. Lóbulo posterior: conexiones, síndrome del lóbulo posterior.

Lóbulo anterior: conexiones y síndrome del lóbulo anterior.

Lóbulo floculonodular: conexiones, síndrome del lóbulo floculonodular.

Corteza cerebral

Subdivisiones de la corteza cerebral.

Características histológicas, histología funcional.

Conexiones corticales.

Fibras corticales, de asociación, comisurales, de proyección.

Áreas funcionales: lóbulo frontal, lóbulo parietal, lóbulo temporal, lóbulo occipital, lateralización hemisférica de la función.

Áreas del lenguaje.

Consideraciones clínicas.

Sistema límbico

Lóbulo límbico.

Formación hipocámpica: conexiones y función.

Núcleo amigdalino: conexiones y funciones.

Región septal.

Consideraciones clínicas.

Sistema ventricular y formación y destino del líquido cefalorraquídeo

Circularización del Sistema Nervioso. Estudio del Sistema Ventricular. Estudio del Sistema Ventricular.

Ventrículos laterales, tercer ventrículo, acueducto de Silvio.

Cuarto ventrículo.

Canal central de la médula espinal y del bulbo raquídeo.

Espacio subaracnoideo.

Líquido cefalorraquídeo: funciones, formación, circulación, absorción.

Extensiones del espacio subaracnoideo.

Consideraciones clínicas.

Barrera hematoencefálica y hematorraquídea.

Estructura, funciones e importancia clínica.

Sistema sensorial especial

Sistema olfatorio, gustativo, visual, vestibular, auditivo.
Componentes.
Relaciones funcionales.
Consideraciones clínicas.

METODOLOGIA

Se utilizará una metodología participativa entre el profesor y los estudiantes, para el desarrollo de cada uno de los objetivos propuestos, con el propósito de reflexionar y compartir conocimientos y experiencias, así como de recibir la adecuada retroalimentación en el desarrollo del trabajo.

El curso tiene una base tanto teórica como práctica por lo que las clases magistrales serán complementadas con la participación activa de los alumnos.

Además, dicha metodología se complementará con charlas impartidas por expertos, exposiciones grupales de temas asignados por el facilitador, discusión en clase de lecturas cortas hechas en casa, investigaciones de campo para que el estudiante lleve a la práctica la teoría y se adapte a la realidad. Tomando en cuenta la lluvia de ideas que darán en un espacio de la lección los estudiantes.

RECURSOS DIDÁCTICOS

Los recursos disponibles en la Universidad: equipos y aula de multimedia, equipos audiovisuales, pizarra, pápelo grafos, dinámicas de grupos.

CRONOGRAMA.

Nº	Tema	Contenido	Metodología	Recursos
1	Introducción a la neuroanatomía	Embriología, organización del sistema nervioso y funciones.	Charla magistral	Aula multimedia Presentación de Power Point
2	Introducción y organización del sistema nervioso central	Sistema nervioso central y periférico.	Charla magistral y diálogo grupal	Aula multimedia
3	Topografía y	Nervios, meninges, médulas.	Idem	Presentación de

				Power Point
	niveles funcionales de la médula espinal			Power Point
4	Anatomía, topografía y niveles funcionales del tronco cerebral	Anatomía del tronco cerebral, bulbo raquídeo, protuberancia y mesencéfalo.	Idem	Aula multimedia
5	Diencéfalo	Tálamo, hipotálamo, subtálamo, epitálamo.	Charla magistral y diálogo grupal	Presentación de Power Point
6	Evaluación.			Aula multimedia Presentación de Power Point
7	vías descendentes y ascendentes	Sistema piramidal. Lesiones.	Charla magistral y diálogo grupal	Aula multimedia
8	Gambios basales	Composición, lesiones.	Charla magistral	Presentación de Power Point
9	Cerebelo	Subdivisiones anatómicas	Charla magistral	Aula multimedia
10	Corteza cerebral	Subdivisiones de la corteza cerebral	Charla magistral	Presentación de Power Point
11	Sistema límbico	Lóbulo límbico. Formación hipocámpica: conexiones y función. Núcleo amigdalino: conexiones y funciones. Región septal. Consideraciones clínicas.	Charla magistral y diálogo grupal	Aula multimedia Presentación de Power Point
12	Evaluación			Aula multimedia
13	Sistema ventricular	Estructura, formación y destino del líquido cefalorraquídeo.	Charla magistral y diálogo grupal	Presentación de Power Point
14	Sistema sensorial especial	Sistema olfatorio, gustativo, visual, vestibular, auditivo. Componentes. Relaciones funcionales. Consideraciones clínicas.	Diálogo grupal	Aula multimedia

15	Evaluación	Evaluación final del curso		Aula

EV ALUACION

Exámenes cortos	10%
Participación, asistencia y tareas	05%
Examen parcial I	15 %
Examen parcial II	15 %
Examen final (materia acumulativa)	35 %
Presentaciones orales y escritos	20 %

BIBLIOGRAFIA

Snell, Richard S. Neuroanatomía clínica. Cuarta edición. Argentina. Editorial Médica Panamericana, 1999.

Young, Paul A. Neuroanatomía clínica funcional. Barcelona. Editorial Masson, 1998.

Waxman, Stephen G. Neuroanatomía Correlativa. Onceava edición. México. Editorial El Manual Moderno, 1998.

Carpenter, Malcolm B. Neuroanatomía: Fundamentos. Cuarta edición. Colombia. Editorial Médica Panamericana, 1997.

Barr, Murray lo El sistema nervioso .humano: un punto de vista anatómico. Quinta edición. México. Editorial Harla, 1994.

Neurociencia. Explorando el cerebro. Bear. Ed. Masson. 2002

NOMBRE DEL CURSO: FISIOLOGIA HUMANA
CODIGO:
CREDITOS: 3
REQUISITOS:

OBJETIVO GENERAL

Es dotar al alumno de los conocimientos básicos y características fundamentales de la fisiología humana; tanto desde el punto de vista descriptivo como desde la función, composición y estructura.
OBJETIVOS ESPECÍFICOS

Profundizar en la anatomía y funcionalidad de los sistemas y aparatos del ser humano, fundamental para el resto de los conocimientos que adquirirán durante la carrera.
Complementar el conocimiento teórico sobre modelos fisiológicos que permitan una mejor comprensión de lo explicado.
Conocer la relación entre los distintos sistemas.
CONTENIDO.

Sistema digestivo:
Concepto,
Generalidades,
Elementos que lo integran,
Funciones

Sistema respiratorio:
Concepto,
Generalidades,
Elementos que lo integran,
Funciones.

Sistema cardiovascular:
Concepto,
Generalidades,
Elementos que lo integran,
Funciones.
Sistema endocrino:
Concepto,
Generalidades,
Elementos que lo integran,
Funciones.

Aparato reproductor masculino y femenino:
Concepto,
Generalidades,

Elementos que lo integran,
Funciones.

Sistema nervioso:
Concepto,
Generalidades,
Elementos que lo integran,
Funciones.

Sistema arterial y venoso:
Concepto,
Generalidades,
Elementos que lo integran,
Funciones.

Sistema linfático:
Concepto,
Generalidades,
Elementos que lo integran,
Funciones.
Sistema renal:
Concepto,
Generalidades,
Elementos que lo integran,
Funciones.

La piel:
Concepto,
Generalidades,
Elementos que la integran,
Funciones.

METODOLOGIA

Se utilizará una metodología participativa entre el profesor y los estudiantes, para el desarrollo de cada uno de los objetivos propuestos, con el propósito de reflexionar y compartir conocimientos y experiencias, así como de recibir la adecuada retroalimentación en el desarrollo del trabajo.

El curso tiene una base tanto teórica como práctica por lo que las clases magistrales serán complementadas con la participación activa de los alumnos.

Además, dicha metodología se complementará con charlas impartidas por expertos, exposiciones grupales de temas asignados por el facilitador, discusión en clase de lecturas cortas hechas en casa, investigaciones de campo para que el estudiante lleve a la práctica la teoría y se adapte a la realidad. Tomando en cuenta la lluvia de ideas que darán en un espacio de la lección los estudiantes

RECURSOS DIDÁCTICOS

Los recursos disponibles en la Universidad: equipos y aula de multimedia, equipos audiovisuales, pizarra, pápelo grafos, dinámicas de grupos.

CRONOGRAMA.

Nº	Tema	Contenido	Metodología	Recursos
1	Sistema Digestivo	Concepto, Generalidades, Elementos que lo integran, Funciones.	Charla magistral	Aula multimedia Presentación de Power Point
2	Sistema respiratorio	Concepto, Generalidades, Elementos que lo integran, Funciones.	Charla magistral y diálogo grupal	Aula multimedia
3	Sistema cardiovascular	Concepto, Generalidades, Elementos que lo integran, Funciones.	Idem	Presentación de Power Point
4	Sistema endocrino	Concepto, Generalidades, Elementos que lo integran, Funciones.	Idem	Aula multimedia
5	Aparato reproductor masculino y femenino	Concepto, Generalidades, Elementos que lo integran, Funciones.	Charla magistral y diálogo grupal	Presentación de Power Point
6	Evaluación.	Concepto, Generalidades, Elementos que lo integran, Funciones.		Aula multimedia Presentación de Power Point
7	Sistema nervioso	Concepto, Generalidades, Elementos que lo integran, Funciones.	Charla magistral y diálogo grupal	Aula multimedia
8	Sistema nervioso	Concepto, Generalidades,	Charla magistral	Presentación de Power Point

		Elementos que lo integran, Funciones.		
9	Sistema arterial y venoso	Concepto, Generalidades, Elementos que lo integran, Funciones.	Charla magistral	Aula multimedia
10	sistema arterial y venoso	Concepto, Generalidades, Elementos que lo integran, Funciones.	Charla magistral	Presentación de Power Point
11	Sistema linfático y sus funciones	Concepto, Generalidades, Elementos que lo integran, Funciones.	Charla magistral y diálogo grupal	Aula multimedia Presentación de Power Point
12	Evaluación	Concepto, Generalidades, Elementos que lo integran, Funciones.		Aula multimedia
13	Sistema renal	Concepto, Generalidades, Elementos que lo integran, Funciones.	Charla magistral y diálogo grupal	Presentación de Power Point
14	La piel	Concepto, Generalidades, Elementos que lo integran, Funciones.	Diálogo grupal	Aula multimedia
15	Evaluación	Evaluación final del curso		Aula

EVALUACION

Exámenes cortos	10%
Participación, asistencia y tareas	05%
Examen parcial I	15 %
Examen parcial II	15 %
Examen final (materia acumulativa)	35 %
Presentaciones orales y escritos	20 %

BIBLIOGRAFÍA

- Anatomía Humana Descriptiva Topográfica y Funcional. Rouviere H. y Delmas A. 3 tomos. Ed. Masson.2002.
Estructura y Función del Cuerpo Humano.Gary A. Thibodeau, K. T. Patton. De Mosby. 1.996.
- Guyton, A, Tratado de fisiología Médica, McGraw-Hill, 1996.
- Cordova, A, Compendio de fisiología, McGraw-Hill, 1994.

NOMBRE DEL CURSO: PODOLOGIA Y SEMIOLOGÍA GENERAL
CODIGO:
CREDITOS: 3
REQUISITOS:

OBJETIVO GENERAL

- Adquirir un concepto claro sobre la Podología, el podólogo y sus funciones terapéuticas.

OBJETIVOS ESPECÍFICOS

Conocer los patrones de normalidad del miembro inferior para poder valorar las alteraciones y deformidades según estos.

Dotar al alumno de los conocimientos básicos de la sistemática exploratoria del aparato locomotor.

Enseñar al alumno la metodología científica para realizar un diagnóstico complementario en podología según las distintas pruebas.

Interpretar y clasificar todos los hallazgos obtenidos en las distintas exploraciones según el criterio de funcionalmente equilibrado.

Adquirir el conocimiento sobre patologías específicas y sistémicas.

Dotar a los estudiantes de los conocimientos básicos necesarios de la Semiología Podológica.

CONTENIDO.

Introducción a la Podología.

Definición
Historia de la profesión
Semiología Podológica
Semiología Dermatológica del pie.
Semiología del Sistema Nervioso del Miembro Inferior.

Filogenia

Concepto histórico del miembro inferior.
Embriología del miembro inferior.
Formación bóveda plantar.

Diplomado Universitario En Podologia, Tecnico En Podologia, Grado Universitario

Planos, Ejes y Movimientos.

Centro de Gravedad.
Planos.
Ejes.
Movimientos.
Exploración De Cadera

Examen de la postura. Mediciones.
Examen de las caderas. Inspección y palpación.
Arcos de movilidad de la cadera.
Pruebas especiales para el examen de la cadera.
Valoración vascular
Valoración neurológica
Exploración De Rodilla

Examen de la rodilla.
Pruebas especiales para la exploración de rodilla.
Valoración vascular.
Valoración neurológica.
Exploración de Tobillo y Pie

Arcos de movilidad de tobillo y pie.
Pruebas especiales para valoración de tobillo y pie. Estudio de la huella plantar.
Valoración vascular.
Valoración neurológica.

Exploración Vascular y Neurológica del Miembro Inferior.

Exploración del sistema arterial.
Semiología del Sistema circulatorio del pie.
Exploración del sistema venoso y linfático.
Exploración de la sensibilidad.
Exploración y semiología de los reflejos musculares.
Exploración y semiología de la coordinación.

Exploración Radiográfica del Miembro Inferior.

Técnicas radiológicas. Medidas de protección.
Exploración radiológica de la pelvis, cadera y rodilla.
Exploración radiológica del pie. Goniometría y proyecciones. Radiología convencional y otras técnicas.
Semiología básica ortopédica.
Semiología radiológica y podoscopica

Prácticas

9.1 Práctica 1. Inspección y palpación de la cadera, rodilla y tobillo. Localización de estructuras óseas, palpación de partes blandas.
9.2 Práctica 2. Inspección y palpación del pie. medidas del pie.
9.3 Practica 3. Estudio de la huella plantar.

METODOLOGIA

Se utilizará una metodología participativa entre el profesor y los estudiantes, para el desarrollo de cada uno de los objetivos propuestos, con el propósito de reflexionar y compartir conocimientos y experiencias, así como de recibir la adecuada retroalimentación en el desarrollo del trabajo.

El curso tiene una base tanto teórica como práctica por lo que las clases magistrales serán complementadas con la participación activa de los alumnos.

Además, dicha metodología se complementará con charlas impartidas por expertos, exposiciones grupales de temas asignados por el facilitador, discusión en clase de lecturas cortas hechas en casa, investigaciones de campo para que el estudiante lleve a la práctica la teoría y se adapte a la realidad. Tomando en cuenta la lluvia de ideas que darán en un espacio de la lección los estudiantes.

RECURSOS DIDÁCTICOS

Los recursos disponibles en la Universidad: equipos y aula de multimedia, equipos audiovisuales, pizarra, pápelo grafos, dinámicas de grupos.

CRONOGRAMA.

Nº	Tema	Contenido	Metodología	Recursos
1	Introducción a la Podología y Semiología Podológica	Historia, definición, semiología.	Charla magistral	Aula multimedia Presentación de Power Point
2	Filogenia	Concepto y embriología	Charla magistral y diálogo grupal	Aula multimedia
3	Planos, ejes, movimientos y semiología dermatológica		Idem	Presentación de Power Point
4	Exploración de cadera	Pruebas y valoración	Idem	Aula multimedia
5	Valoración vascular, neurológica y semiología neurológica	Pruebas y valoración	Charla magistral y diálogo grupal	Presentación de Power Point
6	Evaluación.			Aula multimedia Presentación de Power Point
7	Exploración de rodilla y semiología del sistema circulatorio	Técnicas y semiología	Charla magistral y diálogo grupal	Aula multimedia
8	Exploración de tobillo y pie	Técnicas y semiología	Charla magistral	Presentación de Power Point
9	Exploración y semiología vascular: miembro inferior	Técnicas y semiología	Charla magistral	Aula multimedia
10	Exploración neurológica del miembro inferior	Técnicas y semiologpia.	Charla magistral	Presentación de Power Point
11	Exploración radiográfica del miembro	Técnicas, semiología.	Charla magistral y diálogo grupal	Aula multimedia Presentación de Power Point

	inferior; semiología radiológica			
12	Evaluación			Aula multimedia
13	Exploración radiológica de la pelvis, cadera y rodilla	Técnicas, semiología.	Charla magistral y diálogo grupal	Presentación de Power Point
14	Prácticas de palpación y localización de estructuras óseas	Inspección y palpación de la cadera, rodilla y tobillo y pie. Localización de estructuras óseas, palpación de partes blandas.	Ispección y palpación y Diálogo grupal	Aula multimedia
15	Evaluación	Evaluación final del curso		Aula

EVALUACION

Exámenes cortos	10%
Participación, asistencia y tareas	05%
Examen parcial I	15 %
Examen parcial II	15 %
Examen final (materia acumulativa)	35 %
Presentaciones orales y escritos	20 %

BIBLIOGRAFÍA

Alexander. J. El pie, exploración y diagnóstico, Editorial Jims, 1990.
Buckup K. Pruebas Clínicas para patología ósea, articular y muscular, Editorial Masson, 1994.
Goldcher, A. Podología. Ed. Masson, 1992.
Surós, J. Surós, A. Semiología Médica y Técnica exploratoria. Ed. Masson, 1.999.
Tixa, S. Atlas de anatomía palpatoria de la extremidad inferior. Ed. Masson, 1999.
Martínez, L. El pie en la evolución del ser humano. 2000.
Martínez, L. El pie diabético, biomecánica, clínica y prevención.2000.
Moreno de la fuente, J. L. Podología general y biomecánica. Masson, 2003.
Suros , j , Suros A. Semiología médica y técnica exploratoria 1999
10. Robbins; Podología en Atención Primaria, Buenos Aires Panamericana 1995

Diplomado Universitario En Podologia, Tecnico En Podologia, Grado Universitario

TERCER
CUATRIMESTRE

NOMBRE DEL CURSO: FUNDAMENTOS DE ADMINISTRACION
CODIGO:
CREDITOS:
REQUISITOS: NO HAY

OBJETIVO GENERAL

Lograr que el alumno conozca, asimile y comprenda el fundamento de la teoría y la ciencia de la Administración, y pueda transferirlo a situaciones reales de la vida gerencial.

OBJETIVOS ESPECÍFICOS

Definir y describir el propósito de la Administración, comprender qué es la empresa, las funciones administrativas que tiene su lugar y la influencia del entorno.

Conocer las más importantes escuelas del pensamiento administrativo, con el propósito de identificar y apreciar sus contribuciones en la gestión empresarial.

Conocer el proceso administrativo a fin de entender las funciones gerenciales de: Planeación, Organización, Dirección y Control.

Transferir la teoría a la práctica por medio del análisis de casos e investigaciones de campo que representan el quehacer gerencial.

CONTENIDO.

I Parte: Introducción

La Administración

Naturaleza de los problemas administrativos.
Definiciones, su entorno y propósito.
La administración como ciencia y arte.
Principales escuelas y principios del Pensamiento Administrativo y Modelos Gerenciales.
Teoría X e Y.

II Parte Fases del Proceso Administrativo.

Planeación

Definición, naturaleza, propósito y etapas
Tipos de planes.
Objetivos y APO
Planeación Estratégica
Proceso de planeamiento

Diplomado Universitario En Podologia, Tecnico En Podologia, Grado Universitario
Solución de casos
Análisis FODA.
Toma de decisiones.
Solución de casos y análisis de video.

Organización

Definición y fundamentos.
Autoridad, Delegación y Descentralización.
3.2.3. Solución de casos
3.2.4. Estructura organización-organigramas y fluxogramas
3.2.5. Cultura organizacional y el cambio de organizacional

Dirección: (Ejecución)

Definiciones y fundamentos
Motivación
Liderazgo y Estilos de Dirección.
Comunicación
 Análisis de video.

Control

Definición e importancia
El control y el proceso administrativo.
El control gerencial y operativo
Solución de casos.

METODOLOGIA

Se utilizará una metodología participativa entre el profesor y los estudiantes, para el desarrollo de cada uno de los objetivos propuestos, con el propósito de reflexionar y compartir conocimientos y experiencias, así como de recibir la adecuada retroalimentación en el desarrollo del trabajo.

Además, dicha metodología se complementará con charlas impartidas por expertos, exposiciones grupales de temas asignados por el facilitador, discusión en clase de lecturas cortas hechas en casa, investigaciones de campo para que el estudiante lleve a la práctica la teoría y se adapte a la realidad. Tomando en cuenta la lluvia de ideas que darán en un espacio de la lección los estudiantes.

RECURSOS DIDÁCTICOS

Los recursos disponibles en la Universidad: equipos y aula de multimedia, equipos audiovisuales, pizarra, pápelo grafos, dinámicas de grupos.

CRONOGRAMA

Nº	Tema	Contenido	Metodología	Recursos
1	Introducción a la administración	Naturaleza de los problemas administrativos. Definiciones, su entorno y propósito. La administración como ciencia y arte.	Charla magistral	Aula multimedia Presentación de Power Point
2	La teoría administrativa y sus escuelas	Principales escuelas y principios del Pensamiento Administrativo y Modelos Gerenciales. Teoría X e Y.	Charla magistral y diálogo grupal	Aula multimedia
3	La planificación: largo plazo	Definición, naturaleza, propósito y etapas Tipos de planes.	Idem	Presentación de Power Point
4	La planificación: corto plazo	Planeamiento. Toma de decisiones	Idem	Aula multimedia
5	Organización: estructura	Definición y fundamentos. Autoridad, Delegación y Descentralización.	Charla magistral y diálogo grupal	Presentación de Power Point
6	Evaluación.			Aula multimedia Presentación de Power Point
7	Organización: Cultura organizacional y cambio organizacional.	Solución de casos Estructura organización- organigramas y fluxogramas Cultura organizacional y el cambio de organizacional	Charla magistral y diálogo grupal	Aula multimedia
8	Dirección: teorías de grupos	Definiciones y fundamentos	Charla magistral	Presentación de Power Point

9	Dirección: motivación	Motivación	Charla magistral	Aula multimedia
10	Dirección: Comunicación	Comunicación	Charla magistral	Presentación de Power Point
11	Dirección: Liderazgo	Liderazgo y Estilos de Dirección. Análisis de video.	Charla magistral y diálogo grupal	Aula multimedia Presentación de Power Point
12	Evaluación			Aula multimedia
13	Control operativo	Definición e importancia El control y el proceso administrativo.	Charla magistral y diálogo grupal	Presentación de Power Point
14	Control Gerencial	El control gerencial y operativo Solución de casos.	Diálogo grupal	Aula multimedia
15	Evaluación	Evaluación final del curso		Aula

EV ALUACION

Exámenes cortos	10%
Participación, asistencia y tareas	05%
Examen parcial I	15 %
Examen parcial II	15 %
Examen final (materia acumulativa9	35 %
Presentaciones orales y escritos	20 %

BIBLIOGRAFÍA

Koontz y Weihrich. Administración. Ed.Mc Graw Hill. 2005
Chiavenato Idalberto. Introduccion A la Teoría General de la Administración. Ed.Mc Graw Hill. 2004
Stoner James. Administration. Ed. Prenditce Hall.
Cedeño Alvaro. Administración De La Empresa. Euned.2000

NOMBRE DEL CURSO: PODOLOGÍA CLÍNICA BÁSICA
CODIGO:
CREDITOS: 3
REQUISITOS:

OBJETIVO GENERAL

Dotar al alumno de los conocimientos biomecánicos que guardan relación con el miembro inferior, tanto en su base teórica como práctica.

OBJETIVOS ESPECÍFICOS:

Conocer qué es la biomecánica y su aplicación en el pie.
Analizar la marcha humana y su patología derivada.
CONTENIDO.
Bases Teóricas de la Biomecánica

Biomecánica: historia, conceptos y aplicaciones
Palancas humanas
Elasticidad y características biomecánicas del aparato locomotor
El tejido óseo
El tejido muscular
La estructura articular
Raquis y Pelvis

El raquis humano
La pelvis

Cadera y Rodilla

La cadera
La rodilla
Tobillo y Pie

Articulaciones tibio-peroneas
Tobillo
Pie: aspectos generales
Retropié
Medio pie
Antepié

Postura y Marcha Humana

La posición bípeda
La marcha humana

Diplomado Universitario En Podologia, Tecnico En Podologia, Grado Universitario
La marcha patológica.

Prácticas

Estudio de la postura.
Estudio dinámico de la marcha.
Estudio de marcha patológica. Patomecánica.

METODOLOGIA

Se utilizará una metodología participativa entre el profesor y los estudiantes, para el desarrollo de cada uno de los objetivos propuestos, con el propósito de reflexionar y compartir conocimientos y experiencias, así como de recibir la adecuada retroalimentación en el desarrollo del trabajo.

El curso tiene una base tanto teórica como práctica por lo que las clases magistrales serán complementadas con la participación activa de los alumnos.

Además, dicha metodología se complementará con charlas impartidas por expertos, exposiciones grupales de temas asignados por el facilitador, discusión en clase de lecturas cortas hechas en casa, investigaciones de campo para que el estudiante lleve a la práctica la teoría y se adapte a la realidad. Tomando en cuenta la lluvia de ideas que darán en un espacio de la lección los estudiantes.

RECURSOS DIDÁCTICOS

Los recursos disponibles en la Universidad: equipos y aula de multimedia, equipos audiovisuales, pizarra, pápelo grafos, dinámicas de grupos. Esqueleto de anatomía, muñeco.

CRONOGRAMA.

Nº	Tema	Contenido	Metodología	Recursos
1	Bases teóricas de la biomecánica, palancas y elasticidad	Biomecánica : historia, conceptos y aplicaciones Palancas humanas Elasticidad y características biomecánicas del aparato locomotor	Charla magistral	Aula multimedia Presentación de Power Point
2	El tejido óseo	características	Charla magistral y	Aula multimedia

			diálogo grupal	
3	El tejido muscular	características	Idem	Presentación de Power Point
4	Tejido articular	características	Idem	Aula multimedia
5	Caquis y pelvis	Estructuras que lo componen	Charla magistral y diálogo grupal	Presentación de Power Point
6	Evaluación.			Aula multimedia Presentación de Power Point
7	Cadera y rodilla	Cadera y rodilla	Charla magistral y diálogo grupal	Aula multimedia
8	Articulaciones tibio peroneas y tobillo	Articulaciones tibio peroneas y tobillo	Charla magistral	Presentación de Power Point
9	Pie: aspectos generales y retropié	Retropié estructuras que lo componen	Charla magistral	Aula multimedia
10	Medio pie	Mediopie estructuras que lo componen	Charla magistral	Presentación de Power Point
11	Antepié	Antepie estructuras que lo componen	Charla magistral y diálogo grupal	Aula multimedia Presentación de Power Point
12	Evaluación			Aula multimedia
13	Postura y marcha humana	La posición bípeda La marcha humana La marcha patológica.	Charla magistral y diálogo grupal	Presentación de Power Point
14	Prácticas	Estudio dinamico y estático de la postura y marcha	Diálogo grupal y análisis de la marcha humana	Aula multimedia
15	Evaluación	Evaluación final del curso		Aula

EVALUACION

Exámenes cortos   10%

Participación, asistencia y tareas   05%

Examen parcial I   15 %

Examen parcial II   15 %

Diplomado Universitario En Podologia, Tecnico En Podologia, Grado Universitario
Examen final (materia acumulativa)   35 %

Presentaciones orales y escritos   20 %

BIBLIOGRAFÍA

- Clinics in Podiatric Medicine and Surgery. Ed Saunders. 2003.
- Ducroquet R. Marcha normal y patológica.1999.
- Lavinge A y Noviel D. Trastornos estáticos del pie del adulto. Editorial Masson, 1994.
- Lelievre J Y J.F. Patología del pie. Editorial Masson, Cuarta edición.1996.
- Plas, F. Viel, E., Blanc, Y. La marcha humana. Ed. Masson. 1996.
- Martínez, L. El pie en la evolución del ser humano. 2012.
- Moreno de la fuente, J. L. Podología general y biomecánica. Masson, 2003.
- Cuadernos de Fisiología articular. A. Kapandji, 2000.
- Biomecánica del ap. Locomotor. A. Miralles.1999.
- Lecciones de Biomecánica. R. Viladot.1996.
  - Golher A.; Podología Editorial Masson, S.AQ 1992

NOMBRE DEL CURSO: FUNDAMENTOS DE PSICOLOGIA
CODIGO:
CREDITOS: 2
REQUISITOS: NO HAY

OBJETIVO GENERAL

Es dotar al alumno de los conocimientos básicos y características fundamentales de La psicosociología; tanto desde el punto de vista descriptivo como desde la relación terapeuta y enfermo.

OBJETIVOS ESPECÍFICOS

Introducir al alumno en los conceptos relativos a la psicología básica, humana de la relación terapeuta-paciente, con descripción o análisis de los aspectos relacionados con los asuntos de interés para él: Personalidad, desarrollo... abordando y profundizando en la problemática del hombre enfermo y las formas de reaccionar o resolver o responder de este ante la enfermedad.

Se descifrarán los conceptos llaves (claves) de la psicología evolutiva (Ciencia Biomédica) y de lo social, terminando el curso con el estudio y valoración de las principales entidades nosológicas del campo de la psiquiatría.

Se interpretará al ser humano enfermo, su vivencia, relación bi y pluripersonal, en la familia, en el trabajo y en el concepto más amplio de la palabra sociedad.
CONTENIDO.

Introducción a La Psicología.

Antecedentes.
Enfoque psicología del terapeuta (médico y otros sanitarios) y la clínica propiamente dicha.
Métodos y metas.

Raíces Biológicas de la Conducta.

Conductismo.
Condicionamiento.
Bases neurofisiológicas, neuroquímicas y endocrinológicas de las funciones psíquicas.

Infancia y Niñez.

Psicología preescolar.
Psicología escolar.

Adolescencia y Adultez

Psicología de la adolescencia.
Psicología de la juventud.
Psicología de grupo.
La comunicación sociocultural.

La Sensopercepción

Concepto.
Diferencias entre sensopercepción y representación.

La Conciencia.

Concepto. El estado normal de la conciencia: claridad, extensión y sucesión.
El sueño y sus clases (lentas, paradójicas).

La Memoria

Procesamiento de la información.
Almacenamiento.
Evocación y olvido.

El Pensamiento

Construcción de conceptos, juicios y conclusiones.
Las tres actividades noéticas fundamentales.
Pensamientos con bases patológicas.

El Lenguaje Hablado

Definición.
Teorías sobre el origen del lenguaje.
Material lingüístico: significante y significado.

La Personalidad

Personalidad, carácter y temperamento.
Modelo de personalidad.
Factores que condicionan la personalidad.
Wallon y la sistematización de la personalidad del niño.
Desarrollo o evolución de la personalidad sana y enferma.
Tipos humanos psíquicos y morfológicos.

Psicología y Psicopatología

Cultura romana. Griega. Cristianismo. Bárbara.
Libertad y libre iniciativa de la persona. La comodidad. La economía. La ciencia.

La Psicología y la Psiquiatría y su Acción Social.

Epidemiología psiquiátrica.

Obstáculos Frustrantes Y Conductas De Frustración

Frustración. Fenómeno y motivo.
Obstáculos: incapacidad física, psicológica y moral (sentimientos del deber).

El Dolor Como Experiencia Psicológica

Aspectos del dolor físico que deberían estar recogidos en la historia clínica.
Dolor físico, psíquico, moral y religioso.

Aspectos Psicológicos del Enfermo Médico y Quirúrgico

Modelos de relación médico o terapeuta y enfermo.

La Entrevista

Forma de entender el padecimiento humano.
La comprensión del enfermo por los métodos psicoanalíticos, existencia y dialéctico.

La Psicoterapia en la Práctica Diaria y Profesional del Terapeuta

Formas especiales de psicoterapia.
Las formas de expresión verbal y el gesto como factores negativos del terapeuta- paciente.

Desarrollo de Habilidades Profesionales

La historia clínica.
La entrevista psicológica.
El trabajo con grupos reducidos.
Técnicas de relajación.

El Perfil Del Profesional

El estilo profesional.
Deontología.
Cómo recibir al paciente.
Tratamientos simultáneos.

Relaciones profesionales y familiares.

METODOLOGIA

Se utilizará una metodología participativa entre el profesor y los estudiantes, para el desarrollo de cada uno de los objetivos propuestos, con el propósito de reflexionar y compartir conocimientos y experiencias, así como de recibir la adecuada retroalimentación en el desarrollo del trabajo.

El curso tiene una base tanto teórica como práctica por lo que las clases magistrales serán complementadas con la participación activa de los alumnos.

Además, dicha metodología se complementará con charlas impartidas por expertos, exposiciones grupales de temas asignados por el facilitador, discusión en clase de lecturas cortas hechas en casa, investigaciones de campo para que el estudiante lleve a la práctica la teoría y se adapte a la realidad. Tomando en cuenta la lluvia de ideas que darán en un espacio de la lección los estudiantes.

RECURSOS DIDÁCTICOS

Los recursos disponibles en la Universidad: equipos y aula de multimedia, equipos audiovisuales, pizarra, papelografos, dinámicas de grupos.

CRONOGRAMA.

Nº	Tema	Contenido	Metodología	Recursos
1	Introducción a la Psicología	Raíces Biológicas de la conducta	Charla magistral	Aula multimedia Presentación de Power Point
2	Infancia y niñez	Psicología preescolar y escolar	Charla magistral y diálogo grupal	Aula multimedia
3	Adolescencia y adultez	Psicología de la adolescencia. Psicología de la juventud. Psicología de grupo. La comunicación sociocultural.	Idem	Presentación de Power Point
4	La sensopercepción	Concepto. Diferencias entre sensopercepción y representación.	Idem	Aula multimedia

5	la conciencia	Concepto. El estado normal de la conciencia: claridad, extensión y sucesión. El sueño y sus clases (lentas, paradójicas).	Charla magistral y diálogo grupal	Presentación de Power Point
6	Evaluación.			Aula multimedia Presentación de Power Point
7	La memoria, el pensamiento	el lenguaje hablado.	Charla magistral y diálogo grupal	Aula multimedia
8	La personalidad-.	Personalidad, carácter y temperamento. Modelo de personalidad. Factores que condicionan la personalidad. Wallon y la sistematización de la personalidad del niño. Desarrollo o evolución de la personalidad sana y enferma. Tipos humanos psíquicos y morfológicos.	Charla magistral	Presentación de Power Point
9	Psicología y psicopatología,	Psiquiatría y su acción social	Charla magistral	Aula multimedia
10	Conductas de frustración y el dolor como experiencia psicológica	Frustración. Fenómeno y motivo. Obstáculos: incapacidad física, psicológica y moral (sentimientos del deber).	Charla magistral	Presentación de Power Point
11	Aspectos psicológicos del enfermo, médico quirúrgico, la entrevista	Modelos de relación médico o terapeuta y enfermo.	Charla magistral y diálogo grupal	Aula multimedia Presentación de Power Point
12	Evaluación			Aula multimedia
13	La psicoterapia en la práctica diaria y profesional del	La entrevista Formas especiales de psicoterapia. Las formas de expresión	Charla magistral y diálogo grupal	Presentación de Power Point

		verbal y el gesto como factores negativos del terapeuta- paciente.		
	terapeuta			
14	Desarrollo de habilidades profesionales y el perfil profesional	La historia clínica. La entrevista psicológica. El trabajo con grupos reducidos. Técnicas de relajación. El estilo profesional. Deontología. Cómo recibir al paciente. Tratamientos simultáneos. Relaciones profesionales y familiares.	Diálogo grupal	Aula multimedia
15	Evaluación	Evaluación final del curso		Aula

EVALUACION

Exámenes cortos	10%
Participación, asistencia y tareas	05%
Examen parcial I	15 %
Examen parcial II	15 %
Examen final (materia acumulativa)	35 %
Presentaciones orales y escritos	20 %

BIBLIOGRAFÍA

- LOPEZ IBOR, J.1. Lecciones de psicología médica.1999.
- REY ARDID, R. Psicología médica.2001.
- V ALLEJO NAGERA, J. A. Guía práctica de psicología. Ed. Tema de Hoy.2000.
- ALONSO FERNANDEZ, F. Psicología médica y Social.2003

Diplomado Universitario En Podologia, Tecnico En Podologia, Grado Universitario
- ALONSO FERNANDEZ, F. Fundamentos de la Psiquiatría actual. 2002.
- ASTON J.: Ortopedia y traumatología. Ed. Salvat.1999.
- ENFERMERIA. CIENCIAS PSICOSOCIALES. Ed. Masson 1999.
- PSICOLOGÍA MÉDICA. Ed. Masson 1999.

NOMBRE DEL CURSO: ETICA PROFESIONAL
CODIGO:
CREDITOS: 3
REQUISITOS: NO HAY

OBJETIVO GENERAL

Dotar al alumno de los conocimientos básicos y características fundamentales de la legislación actual de la podología, así como brindarle los elementos éticos necesarios para el desenvolvimiento profesional y personal en el campo profesional
OBJETIVOS ESPECÍFICOS

Proporcionar al alumno conocimientos relativos a las normas legales en el ámbito de la profesión.
Analizar y estudio de los códigos deontológico y recomendaciones éticas.
Inferir los ámbitos de actuación y sus competencias atribuidas por decretos actuales y planes de estudio aprobados, en el Estado de Costa Rica.
Conocer la situación podológica-sanitaria en el marco Europeo y Mundial.
Conocer la responsabilidad en el trato directo con el cliente, y aceptar los valores éticos y morales.
CONTENIDO.

Introducción a la Ética
Aspectos generales
Definición
Conceptos

Introducción a la filosofía del trabajo
Valores virtudes
Ley fundamental de la educación
Declaración universal de los derechos humanos.
Introducción a la ética social
La sociedad
El bien común
La autoridad
La naturaleza de la moral en medicina
Conceptos
Antecedentes

Diplomado Universitario En Podologia, Tecnico En Podologia, Grado Universitario
El ser humano
Concepto de persona
Relación del profesional en podología paciente
El ser profesional en un área de salud (Podología)
Riesgos
Deberes
Implicaciones Humanas
Morales
Sociales
Técnicas
Jurídicas
Limitaciones
El secreto Profesional
Naturaleza
Alcances
El juramento Hipocrático
Relación entre colegas

Naturaleza de la relación jurídica de los Profesionales
Los centros de salud
Los Servicios
Las Instituciones sanitarias.

Organización colegial
Ley de Colegios Profesionales
Reglamento de ética y moral del Colegio de Médicos y Cirujanos de Costa Rica.

Concepto de delito, caracteres, responsabilidad de los profesionales sanitarios.

Bioética.
Introducción.
Historia.

Los Derechos
Humanos
Del niño.
De los Enfermeros.

Podología

Definiciones
Podología
El Podólogo
Funciones
Utilización

Diplomado Universitario En Podologia, Tecnico En Podologia, Grado Universitario
En Costa Rica
En Europa
En el Mundo

El Podiatría. Un referente.

METODOLOGIA

Se utilizará una metodología participativa entre el profesor y los estudiantes, para el desarrollo de cada uno de los objetivos propuestos, con el propósito de reflexionar y compartir conocimientos y experiencias, así como de recibir la adecuada retroalimentación en el desarrollo del trabajo.

El curso tiene una base tanto teórica como práctica por lo que las clases magistrales serán complementadas con la participación activa de los alumnos.

Además, dicha metodología se complementará con charlas impartidas por expertos, exposiciones grupales de temas asignados por el facilitador, discusión en clase de lecturas cortas hechas en casa, investigaciones de campo para que el estudiante lleve a la práctica la teoría y se adapte a la realidad. Tomando en cuenta la lluvia de ideas que darán en un espacio de la lección los estudiantes.

RECURSOS DIDÁCTICOS
Los recursos disponibles en la Universidad: equipos y aula de multimedia, equipos audiovisuales, pizarra, pápelo grafos, dinámicas de grupos.

CRONOGRAMA.

Nº	Tema	Contenido	Metodología	Recursos
1	Introducción a la ética, aspectos generales.	Aspectos generales Definición Conceptos	Charla magistral	Aula multimedia Presentación de Power Point
2	Introducción a la filosofía del trabajo	Valores virtudes Ley fundamental de la educación Declaración universal de los derechos humanos.	Charla magistral y diálogo grupal	Aula multimedia
3	Introducción a la ética social	La sociedad El bien común	Idem	Presentación de Power Point

		La autoridad		
4	Ley fundamental de la educación y declaración derechos humanos	Declaración de derechos humanos.	Idem	Aula multimedia
5	Naturaleza de la moral en medicina	Conceptos Antecedentes	Charla magistral y diálogo grupal	Presentación de Power Point
6	Evaluación.			Aula multimedia Presentación de Power Point
7	El podólogo y la ética	Relación del profesional en podología paciente El ser profesional en un área de salud (Podología) Riesgos Deberes Implicaciones Humanas Morales Sociales Técnicas Jurídicas Limitaciones El secreto Profesional Naturaleza Alcances El juramento Hipocrático Relación entre colegas	Charla magistral y diálogo grupal	Aula multimedia
8	Naturaleza de la relación jurídica de los profesionales	Los centros de salud Los Servicios Las Instituciones sanitarias.	Charla magistral	Presentación de Power Point
9	Organización colegial	Colegios de podologos	Charla magistral	Aula multimedia
10	Conceptualización del delito	Tipos de delito.	Charla magistral	Presentación de Power Point
11	Bioética	Concepto, definiciones	Charla magistral y diálogo grupal	Aula multimedia Presentación de Power Point

12	Evaluación			Aula multimedia
13	Derechos humanos de los niños y los enfermos	Del niño. De los Enfermeros.	Charla magistral y diálogo grupal	Presentación de Power Point
14	Podología, podiatría y su trabajo.	Definiciones Podología El Podólogo Funciones Utilización En Costa Rica En Europa En el Mundo El Podiatría. Un referente.	Diálogo grupal	Aula multimedia
15	Evaluación	Evaluación final del curso		Aula

EVALUACION

Exámenes cortos	10%
Participación, asistencia y tareas	05%
Examen parcial I	15 %
Examen parcial II	15 %
Examen final (materia acumulativa)	35 %
Presentaciones orales y escritos	20 %

BIBLIOGRAFÍA

- Los derechos de los enfermos. CRUZ ROJA INTERNACIONAL. 2003.
- Derechos del niño.UNICEF.2003.
- Declaración de los derechos humanos. ONU. 2003.
- Moreno de la fuente, J. L. Podología general y biomecánica. Masson, 2003.

Beauchamps, Tom, Ética Médica: las responsabilidades morales de los médicos. Editorial Labor, España, 1987.
- Marlascas López, Antonio, Introducción a la Ética. EUNED, Costa Rica, 1997.

**CUARTO
CUATRIMESTRE**

NOMBRE DEL CURSO: PODOLOGIA CLÍNICA AVANZADA
CODIGO:
CREDITOS: 3
REQUISITOS:

OBJETIVO GENERAL

Dar a conocer al alumno los conocimientos de patologías importantes que guardan relación con el miembro inferior, tanto en su base teórica como práctica.
OBJETIVOS ESPECÍFICOS

Adquirir el conocimiento sobre patologías específicas del pie.

Adquirir el conocimiento sobre patologías específicas estructurales del pie.

Adquirir el conocimiento sobre patologías específicas de origen sistémico del pie.
CONTENIDO.
Patología Podológíca
Introducción a la Patología Específica del Pie.

Pie plano.
Pie cavo
Metatarsalgias
Talalgias.

Síndromes Podológicos Sistémicos

Patología Vascular.

Patología Arterial Oclusiva Aguda (1): Recuerdo Anatómico.
Recuerdo Fisiopatológíco. Embolia. Trombosis Arterial.
Patología Arterial Oclusiva Aguda (II): Compresiones. Traumatismos.
Patología Arterial Oclusiva Crónica: Metabólica. Arteriosclerosis.
Patología Arterial Ectasiante: Aneurismas.

Patología Arterial Congénita: Malformaciones. Fistulas Arteriovenosas.
Patología Arterial Funcional: Acrocianosis. Enf de Raynaud. Eritema pernio.
Patología Venosa (I): Recuerdo Anatómico. Recuerdo Fisiopatológico. Sistema Venoso Infratorácico como Unidad Funcional. Insuficiencia del Sistema   Venoso Superficial. Varices.
Patología Venosa (II): Insuficiencia del Sistema Venoso profundo. Tromboflebítis. Trombosis Venosa Profunda.

Patología Neurológica

Recuerdo Anatómico del Sistema Nervioso Central y Periférico.
Recuerdo Fisiológico. Fisiopatología. Trastornos motores. Trastornos Sensitivos.
Síndromes Neurológicos Congénitos: S. Neurocútaneos.
Trastornos del desarrollo embrionario del SN. Parálisis Cerebral.
Síndromes Neurológicos Adquiridos (I): Demencia. Enf. Alzheimer. Enf. Parkinson y otros trastornos Extrapiramidales.
Síndromes Neurológicos Adquiridos (II): Enf. De la Motoneurona. Ataxias. Esclerosis Múltiple. Enf. Medulares.
Síndromes Neurológicos Traumáticos: Traumatismo Craneoencefálico y de la Médula Espinal. Traumatismos del S.N.P.
Síndromes Neurológicos Neuromusculares: Recuerdo Fisiológico de la Unidad Motora. Enf. Del Sistema Nerviso Periférico.

Pie Diabético

Diabetes Mellitus: Generalidades. Fisiopatología.
Afectación Vascular: Macromicroangiopatía Diabética.
Afectación Neurológica en el pie Diabético.
Afectación Mecánica en el pie Diabético.
Afectación de tejidos blandos en el pie Diabético.

Patología Reumatológica

Generalidades de las afecciones reumáticas del pie.
Artropatías No reumáticas: Artritis Infecciosas. Infecciones de partes blandas del pie.
Artropatías neurógenas del pie. Trastornos metabólicos.
        Osteoporosis. Gota.
Artropatías Reumáticas Inflamatorias del pie: Artritis Reumatoide.
        Espondiloartrosis anquilosante. Monoartritis aislada. Artritis Psoriásica.
Artropatías degenerativas: Artrosis del pie.
Trastornos del tejido conectivo (I): Enf. Hereditarias del tejido conectivo.
        Biosíntesis del tejido conectivo. Osteogénesis imperfecta. Síndrome de
        Ehlers Danlos. Síndrome de Marfan
Trastornos del tejido conectivo (II): Bases celulares y moleculares de la
        Inmunidad. Lupus Eritematoso sistémico.
Trastornos del tejido conectivo (III): Enf. Mixta del tejido conectivo. Síndrome

de Sjogren. Vasculitis.

METODOLOGIA

Se utilizará una metodología participativa entre el profesor y los estudiantes, para el desarrollo de cada uno de los objetivos propuestos, con el propósito de reflexionar y compartir conocimientos y experiencias, así como de recibir la adecuada retroalimentación en el desarrollo del trabajo.

El curso tiene una base tanto teórica como práctica por lo que las clases magistrales serán complementadas con la participación activa de los alumnos.

Además, dicha metodología se complementará con charlas impartidas por expertos, exposiciones grupales de temas asignados por el facilitador, discusión en clase de lecturas cortas hechas en casa, investigaciones de campo para que el estudiante lleve a la práctica la teoría y se adapte a la realidad. Tomando en cuenta la lluvia de ideas que darán en un espacio de la lección los estudiantes.

RECURSOS DIDÁCTICOS

Los recursos disponibles en la Universidad: equipos y aula de multimedia, equipos audiovisuales, pizarra, pápelo grafos, dinámicas de grupos. Modelos de pie de plástico.

CRONOGRAMA.

Nº	Tema	Contenido	Metodología	Recursos
1	Patología específica del pie y síndromes podológicos	Trastornos podológicos	Charla magistral	Aula multimedia Presentación de Power Point
2	Patología vascular: oclusiva, aguda y trombótica	Trastornos vasculares del miembro inferior	Charla magistral y diálogo grupal	Aula multimedia
3	Patología arterial y venosa	Tipos de trastornos arteriales y venosos.	Idem	Presentación de Power Point
4	Várices	Definición, características	Idem	Aula multimedia
5	Tromboflebitis	Definición, características	Charla magistral y diálogo grupal	Presentación de Power Point
6	Evaluación.			Aula multimedia Presentación de

				Power Point
7	Patología neurológica	trastornos motores y sensitivos	Charla magistral y diálogo grupal	Aula multimedia
8	Síndromes neurológicos	congénitos y embrionarios	Charla magistral	Presentación de Power Point
9	Síndrome neurológico adquirido	Trastornos adquiridos	Charla magistral	Aula multimedia
10	Traumatismos de la médula espinal	Lesiones de la médula espinal	Charla magistral	Presentación de Power Point
11	Pie diabético	Definición, generalidades	Charla magistral y diálogo grupal	Aula multimedia Presentación de Power Point
12	Evaluación			Aula multimedia
13	Afectación neurológica y mecánica del pie diabético	Neuropatia diabética, patomecánica diabética	Charla magistral y diálogo grupal	Presentación de Power Point
14	Patología reumatológica	Trastornos reiumáticos	Diálogo grupal	Aula multimedia
15	Evaluación	Evaluación final del curso		Aula

EVALUACION

Exámenes cortos	10%
Participación, asistencia y tareas	05%
Examen parcial I	15 %
Examen parcial II	15 %
Examen final (materia acumulativa)	35 %
Presentaciones orales y escritos	20 %

BIBLIOGRAFÍA

- Harrison, Principios de Medicina Interna, 14 edición, ed. Mc Graw Hill, 2004.
- Foot and Ankle disorders. Mark S. Myerson. Ed Saunders. 2002.
- Clinics in Podiatric Medicine and Surgery. Ed Saunders. 2003.
- Martínez, L. El pie en la evolución del ser humano. 2000.
- Martínez, L. El pie diabético, biomecánica, clínica y prevención.2000.

Diplomado Universitario En Podologia, Tecnico En Podologia, Grado Universitario
- Moreno de la fuente, J. L. Podología general y biomecánica. Masson, 2003.
- Manual del Pie diabético, autor Ramón Martínez López, abril 2006, Editorial tecnológico de Cartago C.R.

NOMBRE DEL CURSO: QUIROPODOLOGIA
CODIGO:
CREDITOS: 3
REQUISITOS:

OBJETIVO GENERAL

Adquirir los conocimientos básicos de los fundamentos de la quiropodia, tanto en su problemática general como en las distintas parcelas que la componen.

OBJETIVOS ESPECÍFICOS

El alumno al finalizar el curso será capaz de:

Conocer la fisiopatología de las alteraciones más comunes y la aplicación del tratamiento correcto.
Distinguir entre complicaciones quiropodológicas y procesos fisiológicos normales.
Realizar un correcto protocolo de intervención quiropodológica.

CONTENIDO.

Recepción y Atención

El historial del cliente.
Instrumentos y equipamiento.

Asepsia y Antisepsia

La higiene en el lugar del trabajo
Definición de desinfección y esterilización.

Diplomado Universitario En Podologia, Tecnico En Podologia, Grado Universitario
Métodos físicos y químicos.

Patologías Específicas I

Concepto de úlcera. Clasificación.
Traumatismos térmicos: Quemaduras y congelaciones.
Heridas. Tratamiento.
Traumatismos: Tendinosos, articulares, óseos y de nervios periféricos.
Fracturas.
Teoría del dolor.
Prácticas

Realización de la entrevista del paciente para la quiropodia.
Desinfección y esterilización en sala específica de trabajo.
Toma de constantes vitales.
Lavado quiropodológico.
Instrumental básico en quiropodia.
Vendajes apósitos, ungüentos, aplicación de los tratamientos.

METODOLOGIA

Se utilizará una metodología participativa entre el profesor y los estudiantes, para el desarrollo de cada uno de los objetivos propuestos, con el propósito de reflexionar y compartir conocimientos y experiencias, así como de recibir la adecuada retroalimentación en el desarrollo del trabajo.

El curso tiene una base tanto teórica como práctica por lo que las clases magistrales serán complementadas con la participación activa de los alumnos.

Además, dicha metodología se complementará con charlas impartidas por expertos, exposiciones grupales de temas asignados por el facilitador, discusión en clase de lecturas cortas hechas en casa, investigaciones de campo para que el estudiante lleve a la práctica la teoría y se adapte a la realidad. Tomando en cuenta la lluvia de ideas que darán en un espacio de la lección los estudiantes.

RECURSOS DIDÁCTICOS

Los recursos disponibles en la Universidad: equipos y aula de multimedia, equipos audiovisuales, pizarra, pápelo grafos, dinámicas de grupos.

RECURSOS ESPECÍFICOS

Esterilizadores de bolas de cuarzo
Bandejas de esterilización
Líquidos esterilizantes para instrumental

Diplomado Universitario En Podologia, Tecnico En Podologia, Grado Universitario

Bisturís
Alicates
Guantes
Mascarillas
Micromotores
Gasas
Esparadrapos
Tijeras
Antisépticos tópicos
Pomadas
Sillones podológicos
Lámparas de lupa
Taburetes
Muebles consola

CRONOGRAMA

Nº	Tema	Contenido	Metodología	Recursos
1	Recepción y atención del cliente.	El historial del cliente. Instrumentos y equipamiento.	Charla magistral	Aula multimedia Presentación de Power Point
2	Asepsia y antisepsia.	Definición Equipos físicos y productos químicos.	Charla magistral y diálogo grupal	Aula multimedia
3	Patologías especificas,	Clasificación de ulceras, traumatismos térmicos.	Idem	Presentación de Power Point
4	Heridas y tratamientos de traumatismos	Traumatismos tendinosos, articulares, óseos y nervios periféricos.	Idem	Aula multimedia
5	Fracturas, teoría del dolor.	Características generales de las fracturas y manejo del dolor en el pie	Charla magistral y diálogo grupal	Presentación de Power Point
6	Evaluación.			Aula multimedia Presentación de Power Point
7	Entrevista con el paciente	La entrevista en quiropodia	Charla magistral y diálogo grupal	Aula multimedia
8	Desinfección y	Productos y equipos	Charla magistral	Presentación de

				Power Point
9	Manejo de constantes vitales	Pulsos, braquial, pedio, presión arterial.	Charla magistral	Aula multimedia
10	Lavado quiropodológico.	Tipos de lavados	Charla magistral	Presentación de Power Point
11	Manejo del instrumental	Instrumental de quiropodología	Charla magistral y diálogo grupal	Aula multimedia Presentación de Power Point
12	Manejo de vendajes.	Técnicas de vendajes del pie		Aula multimedia
13	Manejo de ungüentos.	Aplicación de ungüentos y tipos	Charla magistral y diálogo grupal	Presentación de Power Point
14	Prácticas	Realización de la entrevista del paciente para la quiropodia. Desinfección y esterilización en sala específica de trabajo. Toma de constantes vitales. Lavado quiropodológico. Instrumental básico en quiropodia. Vendajes apósitos, ungüentos, aplicación de los tratamientos.	Diálogo grupal	Aula multimedia
15	Evaluación	Evaluación final del curso		Aula

EVALUACION

Exámenes cortos   10%
Participación, asistencia y tareas   05%
Examen parcial I   15 %
Examen parcial II   15 %
Examen final (materia acumulativa)   35 %
Presentaciones orales y escritos   20 %
BIBLIOGRAFÍA

- HARRISON. Principios de Medicina Interna. Ed 8a. Interamericana McGraw-Hill. 2004.
- PENA, C. Cirugía, fundamentos, indicaciones y opciones técnicas. Ed 2a. Masson. Madrid 1996.
- SABISTON. Tratado de Patología Quirúrgica. Ed 14a. Interamericana McGraw- Hill. México 2002.

- SCHWARTZ, S. Principios de Cirugía. Ed 6a. Interamericana McGraw-Hill. 2002.
- GODFREY, M. Podología, cuidados del pie, Paraninfo. Madrid. 2001.
-        MANUAL DEL PIE DIABETICO. Autor, Ramón Martínez López, Editorial Tecnologico de Cartago C.R.

NOMBRE DEL CURSO: PODOLOGIA PREVENTIVA I
CODIGO:
CREDITOS: 3
REQUISITOS:

OBJETIVO GENERAL

Es dotar al alumno de los conocimientos básicos y características fundamentales de la podología preventiva; tanto desde el punto de vista descriptivo como desde el diseño de programas de educación sobre la salud del pie.

OBJETIVOS ESPECÍFICOS

Al finalizar la asignatura el alumno estará capacitado para:

Detectar los factores de riesgo en el campo de la podología y determinar las patologías más prevalentes en la población.
Identificar los grupos de mayor riesgo podológico.
Se adquirirán los conocimientos básicos de los riesgos profesionales y el análisis de la Prevención de los mismos.
Se establecerán objetivos y el diseño de programas de Salud Podológica en el escolar, adolescente, adulto y anciano.
Exponer las razones que justifican la Prevención Podológica en un equipo de atención Primaria de Salud.

CONTENIDO.

Educación Sanitaria y Prevención

Concepto de Salud. Ciclo Salud y Enfermedad.
Conceptos básicos de epidemiología.
Diagnósticos de Salud: Medición del nivel de Salud de la Comunidad.
Medidas Universales de Salud.
Educación Sanitaria: Concepto y desarrollo histórico.
Fases de la programación de la Educación Sanitaria y Prevención.

Enfermedades Trasmisibles

Concepto y epidemiología de las enfermedades trasmisibles.
Interacción huésped-parásito.

Epidemiología y prevención de las dermatomicosis.
Epidemiología y prevención de la Osteomielitis.
Epidemiología y prevención de la Gangrena Gaseosa y otras infecciones por clostridios.
Epidemiología y prevención de la Celulitis y Fascitis Necrotizante.
Epidemiología y prevención del Clostridium Tetani. Calendario vacunal.
Epidemiología y prevención del Botulismo de las heridas.
Epidemiología y Prevención de la Enfermedad de Hansen (Lepra).
Epidemiología y prevención del virus del Papiloma Humano.
Epidemiología y prevención de la Sama.
Epidemiología y prevención del SIDA, VHB y VHC.

Niveles de Prevención y en Podología

La Atención Primaria de Salud.
Concepto de Prevención Primaria y Secundaria de Salud.
Metodología de trabajo en un Equipo de Atención Primaria de Salud.
Evaluación y justificación de los programas de Salud en Atención Primaria.
Prevención en la primera infancia: Programas de Salud.
Podología Preventiva en la edad escolar: Programas de Salud, campos de actuación del podólogo en la escuela, exámenes y promoción de la Salud.
Podología Preventiva en la edad adulta: Medidas preventivas y prevención de riesgos laborales.
Podología Preventiva en el anciano.

METODOLOGIA

Se utilizará una metodología participativa entre el profesor y los estudiantes, para el desarrollo de cada uno de los objetivos propuestos, con el propósito de reflexionar y compartir conocimientos y experiencias, así como de recibir la adecuada retroalimentación en el desarrollo del trabajo.

El curso tiene una base tanto teórica como práctica por lo que las clases magistrales serán complementadas con la participación activa de los alumnos.

Además, dicha metodología se complementará con charlas impartidas por expertos, exposiciones grupales de temas asignados por el facilitador, discusión en clase de lecturas cortas hechas en casa, investigaciones de campo para que el estudiante lleve a la práctica la teoría y se adapte a la realidad. Tomando en cuenta la lluvia de ideas que darán en un espacio de la lección los estudiantes.

RECURSOS DIDÁCTICOS

Los recursos disponibles en la Universidad: equipos y aula de multimedia, equipos audiovisuales, pizarra, pápelo grafos, dinámicas de grupos.

CRONOGRAMA.

Nº	Tema	Contenido	Metodología	Recursos
1	Educación sanitaria y prevención	Definición , epidemiología	Charla magistral	Aula multimedia Presentación de Power Point
2	Diagnósticos de salud	Medición del nivel de salud	Charla magistral y diálogo grupal	Aula multimedia
3	Medidas universales de salud	Parámetros internacionales de salud	Idem	Presentación de Power Point
4	Fases de la programación de la educación sanitaria	Etapas a realizar en educación y prevención.	Idem	Aula multimedia
5	Enfermedades transmisibles:	Concepto y epidemiología Interacción huésped-parásito. Epidemiología y prevención de las dermatomicosis.	Charla magistral y diálogo grupal	Presentación de Power Point
6	Evaluación.			Aula multimedia Presentación de Power Point
7	Osteomielitis: prevención y epidemiología	Epidemiología y prevención de la Osteomielitis. Epidemiología y prevención de la Gangrena Gaseosa y otras infecciones por clostridios.	Charla magistral y diálogo grupal	Aula multimedia
8	Epidemiología y prevención	Epidemiología y prevención de la Celulitis y Fascitis Necrotizante. Epidemiología y prevención del Clostridium Tetani.	Charla magistral	Presentación de Power Point

		Calendario vacunal. Epidemiología y prevención del Botulismo de las heridas. Epidemiología y Prevención de la Enfermedad de Hansen (Lepra).		
9	Epidemiología y prevención de enfermedades por virus	Epidemiología y prevención del virus del Papiloma Humano. Epidemiología y prevención de la Sarna. Epidemiología y prevención del SIDA, VHB y VHC.	Charla magistral	Aula multimedia
10	Niveles de prevención en atención primaria y secundaria en podología	La Atención Primaria de Salud. Concepto de Prevención Primaria y Secundaria de Salud.	Charla magistral	Presentación de Power Point
11	Metodología de trabajo	Equipo de atención primaria	Charla magistral y diálogo grupal	Aula multimedia Presentación de Power Point
12	Evaluación			Aula multimedia
13	Podología preventiva en edad escolar	Programas de Salud, campos de actuación del podólogo en la escuela, exámenes y promoción de la Salud.	Charla magistral y diálogo grupal	Presentación de Power Point
14	Podología preventiva para riesgos laborales, edad adulta y adulto mayor	Medidas preventivas y prevención de riesgos laborales. Podología Preventiva en el anciano.	Diálogo grupal	Aula multimedia
15	Evaluación	Evaluación final del curso		Aula

EVALUACION

Exámenes cortos   10%
Participación, asistencia y tareas   05%
Examen parcial I   15 %

Diplomado Universitario En Podologia, Tecnico En Podologia, Grado Universitario
Examen parcial II   15 %
Examen final (materia acumulativa)   35 %
Presentaciones orales y escritos   20 %

BIBLIOGRAFÍA

CONDE L. GUIMARAENS D; ROMERO l. Dermatosis profesionales. Instituto de Medicina y Seguridad del Trabajo.2003.
-   COSTA M; LÓPEZ E.: EDUCACIÓN PARA LA Salud. Ed. Pirámide, 2002.
-   HARRISON. Principios de Medicina Interna, Ed 133 Interamericana McGraw- Hill. 2004.
-   MARTIN Z. CANO J. F. Manual de Atención Primaria. Ed Doyma 2002.
-   PIEDROLA G y col.: Medicina Preventiva y Salud Pública. Ed. 83 Salvat. 2003.

-   ROBBINS S. Podología en Atención Primaria. Buenos Aires. Ed. Panamericana 1995.
-   MARTINEZ R. Pie diabético, biomecánica, clínica y prevención. 2000.
- Podología geriátrica, autor Herbaux Isabelle, Blain Hubert, Jeandel Claude; octubre 2007 1 edición; Editorial Paido Tribo.

NOMBRE DEL CURSO: PODOLOGÍA CLÍNICA INTEGRADA I
CODIGO:
CREDITOS: 3
REQUISITOS:

OBJETIVO GENERAL

Es dotar al alumno de los conocimientos básicos y características fundamentales de las ortesis plantares y digitales; tanto desde el punto de vista de su fabricación como desde la función, composición y estructura.

OBJETIVOS ESPECÍFICOS

El alumno deberá conocer la terminología usada en ortopedia.
El alumno diferenciará los distintos tipos de materiales utilizados en ortopodología así como su manejo para la fabricación de ortesis.
El alumno deberá conocer las propiedades físico-químicas, el sistema de trabajo, las principales indicaciones, diseño y las aplicaciones de los materiales más frecuentemente utilizados en ortopedia para la toma de moldes y para la fabricación de todo tipo de ortesis.
El alumno deberá conocer y distinguir distintos tipos de ortesis, identificando sus elementos, materiales y funciones.

CONTENIDO.

Taller de Ortopodología

Mobiliario, maquinaria y herramientas en el taller de Ortopodología. Taller de elaboración de tratamientos.
Equipo, utilización, mantenimiento y normas de seguridad.
Protocolo en la prescripción de tratamientos Ortopodológicos.

Tecnología de la Toma de Moldes

Definición de molde. Molde negativo y molde positivo. Sala de moldes. Materiales de impresión y vaciado. Obtención del molde.
Moldes en yeso. Técnicas de elaboración.
Moldes en espuma fenólica. Técnicas de obtención.

Características de los materiales usados en Ortopodología

Tecnología de los materiales, propiedades físicas, carga, tensión. Tipos.
Metales y aleaciones.
Materiales plásticos: termoestables y termoplásticos.
Corcho.
Cueros naturales y sintéticos.
Resinas.
Adhesivos.
Siliconas. Características. Tipos. Metodología de confección. Indicaciones de aplicación.
Los materiales elásticos: látex, caucho, polímeros viscoelásticos.

Soportes Plantares

Diseño de las piezas para la confección de soportes plantares por elementos.
Confección de soporte plantar por elementos.

Prácticas

Conocer el laboratorio de Ortopodología, uso y manejo de maquinaria y reconocer los
distintos tipos de materiales para la confección de los soportes plantares.
Torna de moldes de tipo mocasín en descarga con corrección. Espuma fenólica en carga y
semicarga. Rellenar los negativos para obtener los positivos de los distintos moldes.
Rectificación de un positivo.
Se realizarán pedigrafias en estática y en dinámica, para una valoración posterior a la
técnica.
Diseño de piezas para la realización de soportes plantares por elementos.

METODOLOGIA

Se utilizará una metodología participativa entre el profesor y los estudiantes, para el
desarrollo de cada uno de los objetivos propuestos, con el propósito de reflexionar y
compartir conocimientos y experiencias, así como de recibir la adecuada retroalimentación
en el desarrollo del trabajo.

El curso tiene una base tanto teórica como práctica por lo que las clases magistrales serán
complementadas con la participación activa de los alumnos.

Además, dicha metodología se complementará con charlas impartidas por expertos,
exposiciones grupales de temas asignados por el facilitador, discusión en clase de lecturas
cortas hechas en casa, investigaciones de campo para que el estudiante lleve a la práctica la
teoría y se adapte a la realidad. Tomando en cuenta la lluvia de ideas que darán en un
espacio de la lección los estudiantes.

RECURSOS DIDÁCTICOS

Los recursos disponibles en la Universidad equipos y aula de multimedia, equipos audiovisuales, pizarra, pápelo grafos, dinámicas de grupos.

RECURSOS ESPECÍFICOS

Calzados, niño, hombre y mujer

Vendas

Elastómeros para confección de ortesis

Pedígrafos

Espumas fenólicas

CRONOGRAMA.

Nº	Tema	Contenido	Metodología	Recursos
1	Taller de ortopodología: mobiliario, maquinaria y herramienta.	Mobiliario, maquinaria y herramientas en el taller de Ortopodología. Taller de elaboración de tratamientos.	Charla magistral	Aula multimedia Presentación de Power Point
2	Taller de ortopodología: equipo, utilización, normas de seguridad	Equipo, utilización, mantenimiento y normas de seguridad.	Charla magistral y diálogo grupal	Aula multimedia
3	Protocolo en la prescripción de tratamientos ortopodológicos	Protocolo en la prescripción de tratamientos Ortopodológicos.	Idem	Presentación de Power Point
4	Tecnología de la toma de moldes	Definición de molde. Molde negativo y molde positivo. Sala de moldes. Materiales de impresión y vaciado. Obtención del molde.	Idem	Aula multimedia
5	Técnicas de elaboración y	Moldes en yeso. Técnicas de elaboración.	Charla magistral y diálogo grupal	Presentación de Power Point

	obtención de moldes	Moldes en espuma fenólica. Técnicas de obtención.		
6	Evaluación.			Aula multimedia Presentación de Power Point
7	Características de los materiales usados en ortopodología	Tecnología de los materiales, propiedades físicas, carga, tensión. Tipos. Metales y aleaciones. Materiales plásticos: termoestables y termoplásticos. Corcho. Cueros naturales y sintéticos.	Charla magistral y diálogo grupal	Aula multimedia
8	Metales de y aleaciones en la confección de moldes	Metales y aleaciones.	Charla magistral	Presentación de Power Point
9	Materiales sintéticos y naturales	Materiales plásticos: termoestables y termoplásticos. Corcho. Cueros naturales y sintéticos.	Charla magistral	Aula multimedia
10	Soportes plantares, diseño y confección	Diseño de las piezas para la confección de soportes plantares por elementos. Confección de soporte plantar por elementos.	Charla magistral	Presentación de Power Point
11	Soportes plantares, diseño y confección	Diseño de las piezas para la confección de soportes plantares por elementos. Confección de soporte plantar por elementos.	Charla magistral y diálogo grupal	Aula multimedia Presentación de Power Point
12	Evaluación			Aula multimedia
13	Pedigrafías en estática y en	Huellas plantares dinamicas y estáticas	Charla magistral y diálogo grupal	Presentación de Power Point

		dinámica		
14	Práctica de confección	Conocer el laboratorio de Ortopodología, uso y manejo de maquinaria y reconocer los distintos tipos de materiales para la confección de los soportes plantares. Torna de moldes de tipo mocasín en descarga con corrección. Espuma fenólica en carga y semicarga. Rellenar los negativos para obtener los positivos de los distintos moldes. Rectificación de un positivo. Se realizarán pedigrafias en estática y en dinámica, para una valoración posterior a la técnica. Diseño de piezas para la realización de soportes plantares por elementos.	Diálogo grupal	Aula multimedia
15	Evaluación	Evaluación final del curso		Aula

EVALUACION

Exámenes cortos	10%
Participación, asistencia y tareas	05%
Examen parcial I	15 %
Examen parcial II	15 %
Examen final (materia acumulativa) 35 %	
Presentaciones orales y escritos 20 %	

BIBLIOGRAFÍA

BAEHLER, A.R. Técnica ortopédica: Indicaciones. Tomo 1. Biomecánica extremidad inferior. Barcelona: Masson, 1999.

BAUMGARTNER, R., STINUS, H.. Tratamiento ortésico-protésico del pie. Barcelona: Masson, 1997.

-    GRAIG, EV. Clinical Orthopaedics. Philadelphia: Williams and Wilkins, 1999.

HUNTER, S., DOLAN, G., DA VIS, J.M. Foot Orthotics in Therapy and sport. Cahampaign: Human Kinetics, 1995.

LA VIGNE, A., NOVIEL, D. Estudio clínico del pie y terapéutica por ortesis. Barcelona: Masson, 1994.

LA VIGNE, A., NOVIEL, D. Trastornos estáticos del pie del adulto. Barcelona: Masson, 1994.

LESTER J.1 (ed). Shoes, Orthoses and Related Biomechanics. Philadelphia: W.B. Saunders, 1994. (Clinics in Podiatric Medicine and Surgery, 11 (2), 1994).

MICHAUD, T.C.Foot Orthoses and Other Forms of Conservative Foot Care of Baltimore: Williams and Wilkins, 1993.

NADER, M. NADER, H.G. (ed). OTTO BOCK. Compendio de prótesis. Prótesis para la extremidad inferior. 2" ed. Berlín: Schiele and Schon, 2003.

- PHILPS, J.W. The functional foot orthosis. 2" ed. Edinburg: Churchill Livingstone, 1995.

- RAMIRO, J., ALCÁNTARA, E., FORNER, A., FERRANDIS, R., GARCÍA-BELENGER, VICENTE DURÁ, J., VERA, P. Guía de recomendaciones para el diseño de Calzado. Valencia: Instituto de Biomecánica de Valencia, 1995.

- TACHDJIAN, M.O. Ortopedia Clínica Pediátrica. Diagnóstico y tratamiento. Buenos Aires: Médica Panamérica, 1999.

VALENTI, V., Ortosis del Pie: Tratamiento ortésico de las alteraciones biomecánicas de la marcha. Buenos Aires: Médica Panamerica, 1987.

VILADOT PERICE, R., COHI RIAMBAU, O., CLA VELL PALOMA, S. Ortesis y prótesis del aparato locomotor. Tomo 2.1 y 2.2. Barcelona: Masson, 1991.

PRAT, J. Guía de uso y prescripción de productos ortoprotésicos a medida. Valencia: Instituto de Biomecánica de Valencia, 1999.

- MORENO DE LA FUENTE, J. L. Podología general y biomecánica. Masson, 2003.

- Viladot, Cohí, Clavell; Ortesís y Prótesis del aparato locomotor, Barcelona Masson 1991

QUINTO
CUATRIMESTRE

NOMBRE DEL CURSO: PODOLOGIA PREVENTIVA II
CODIGO:
CREDITOS: 3
REQUISITOS: IV CUATRIMESTRE

OBJETIVO GENERAL

Es dotar al alumno de los conocimientos básicos y características fundamentales de la podología preventiva; tanto desde el punto de vista descriptivo como desde el diseño de programas de educación sobre la salud del pie.

OBJETIVOS ESPECÍFICOS

Al finalizar la asignatura el alumno estará capacitado para:

Detectar los factores de riesgo en el campo de la podología y determinar las patologías más prevalentes en la población.
Identificar los grupos de mayor riesgo podológico.
Se adquirirán los conocimientos básicos de los riesgos profesionales y el análisis de la Prevención de los mismos.
Se establecerán objetivos y el diseño de programas de Salud Podológica en el escolar, adolescente, adulto y anciano.
Exponer las razones que justifican la Prevención Podológica en un equipo de atención Primaria de Salud.

CONTENIDO.
Enfermedades Sistémicas

Enfermedades Endocrinas: Diabetes Mellitus. Complicaciones de la Diabetes.
Medidas Preventivas para los pacientes diabéticos.
Enfermedades vasculares. Complicaciones y prevención de las mismas.
Enfermedades reumáticas y osteoarticulares: Importancia social. Prevención primaria y secundaria de las distintas enfermedades.
Enfermedades neurológicas: Prevención primaria de Salud y secundaria.

Trastornos nutricionales: Obesidad y anorexia.
Prevención de Riesgos Laborales

Conocimientos básicos de los riesgos profesionales.
Riesgos más frecuentes en la actividad de podología.
Prevención de la patología de columna en el profesional.
Prevención del SIDA, VHB y VHC,
Prevención de las patologías ocasionadas por las radiaciones ionizantes.
Prevención de las dermatosis de contacto.
Cómo elaborar un programa de prevención.

METODOLOGIA

Se utilizará una metodología participativa entre el profesor y los estudiantes, para el desarrollo de cada uno de los objetivos propuestos, con el propósito de reflexionar y compartir conocimientos y experiencias, así como de recibir la adecuada retroalimentación en el desarrollo del trabajo.

El curso tiene una base tanto teórica como práctica por lo que las clases magistrales serán complementadas con la participación activa de los alumnos.

Además, dicha metodología se complementará con charlas impartidas por expertos, exposiciones grupales de temas asignados por el facilitador, discusión en clase de lecturas cortas hechas en casa, investigaciones de campo para que el estudiante lleve a la práctica la teoría y se adapte a la realidad. Tomando en cuenta la lluvia de ideas que darán en un espacio de la lección los estudiantes.

RECURSOS DIDÁCTICOS

Los recursos disponibles en la Universidad: equipos y aula de multimedia, equipos audiovisuales, pizarra, pápelo grafos, dinámicas de grupos.

Cronograma

Nº	Tema	Contenido	Metodología	Recursos
1	Enfermedades Endocrinas: de la Diabetes.	Diabetes Mellitus. Complicaciones	Charla magistral	Aula multimedia Presentación de Power Point
2	Medidas Preventivas para los pacientes	Consejos para el cuidado de los pies del diabético	Charla magistral y diálogo grupal	Aula multimedia

	diabéticos.			
3	Enfermedades vasculares.	Complicaciones y prevención de las mismas.	Idem	Presentación de Power Point
4	Enfermedades reumáticas y osteoarticulares	Importancia social. Prevención	Idem	Aula multimedia
5	Enfermedades neurológicas	Prevención primaria de Salud y secundaria.	Charla magistral y diálogo grupal	Presentación de Power Point
6	Trastornos nutricionales	Obesidad y anorexia.		Aula multimedia Presentación de Power Point
7	Conocimientos básicos de los riesgos profesionales.	Visión general de los conocimentos de los riesgos generales	Charla magistral y diálogo grupal	Aula multimedia
8	Riesgos más frecuentes en la actividad de podología.	Tipos de riesgos en podología	Charla magistral	Presentación de Power Point
9	Prevención de la patología de columna en el profesional.	Características de la patología del columna y su prevención	Charla magistral	Aula multimedia
10	Prevención del SIDA, VHB y VHC,	Características de la patología del SIDA, VHB y VHC, y su prevención	Charla magistral	Presentación de Power Point
11	Prevención de las patologías ocasionadas por las radiaciones ionizantes.	Rayos x, rayos gamma..	Charla magistral y diálogo grupal	Aula multimedia Presentación de Power Point
12	Evaluación			Aula multimedia
13	Prevención de	Procedimientos para la	Charla magistral y	Presentación de

	las dermatosis de contacto.	prevención de la dermatosis de contacto.	diálogo grupal	Power Point
14	Cómo elaborar un programa de prevención.	Procedimiento para un programa de prevención,	Diálogo grupal	Aula multimedia
15	Evaluación	Evaluación final del curso		Aula

EVALUACION

Exámenes cortos		10%
Participación, asistencia y tareas		05%
Examen parcial I		15 %
Examen parcial II		15 %
Examen final (materia acumulativa)	35 %	
Presentaciones orales y escritos	20 %	

BIBLIOGRAFÍA

CONDE L. GUIMARAENS D; ROMERO l. Dermatosis profesionales. Instituto de Medicina y Seguridad del Trabajo.2003.
-   COSTA M; LÓPEZ E.: EDUCACIÓN PARA LA Salud. Ed. Pirámide, 2002.
-   HARRISON. Principios de Medicina Interna, Ed 133 Interamericana McGraw- Hill. 2004.
-   MARTIN Z. CANO J. F. Manual de Atención Primaria. Ed Doyma 2002.
-   PIEDROLA G y col.: Medicina Preventiva y Salud Pública. Ed. 83 Salvat. 2003.
-   MARTINEZ R. Pie diabético, biomecánica, clínica y prevención. 2000.
-   ROBBINS S. Podología en Atención Primaria. Buenos Aires. Ed. Panamericana 1995.
-   Pies sanos, Autor Larsen Cristian, 1 edición octubre 2007; editorial Paido Tribo.

NOMBRE DEL CURSO: DERMATOLOGÍA PODOLÓGICA
CODIGO:
CREDITOS : 3
REQUISITOS : IV CUATRIMESTRE

OBJETIVO GENERAL

Adquirir los conocimientos básicos de los fundamentos de la quiropodia, tanto en su problemática general como en las distintas parcelas que la componen.

OBJETIVOS ESPECÍFICOS

El alumno al finalizar el curso será capaz de:

Conocer la fisiopatología de las alteraciones más comunes y la aplicación del tratamiento correcto.
Distinguir entre complicaciones quiropodológicas y procesos fisiológicos normales.
Realizar un correcto protocolo de intervención quiropodológica.

CONTENIDO.

Patologías Específicas II

Conceptos generales sobre dermopatías.
Ampollas,
Helomas,
Tilomas,
Hiperqueratosis,
Verrugas,
Eczemas,
Micosis,
Bromhidrosis,
Anhidrosis,
Dishidrosis,
Hiperhidrosis,
Neurofibromas,
Neuroma de Morton.
Onicologia
Uña normal. Estructura y composición.
Infecciones ungueales.
Alteraciones congénitas y hereditarias.
Afectación ungueal en las dermopatías crónicas.
Enfermedades sistémicas y uña.
Onicopatías por fármacos.

Diplomado Universitario En Podologia, Tecnico En Podologia, Grado Universitario
Terapeutica oncológica.

METODOLOGIA

Se utilizará una metodología participativa entre el profesor y los estudiantes, para el desarrollo de cada uno de los objetivos propuestos, con el propósito de reflexionar y compartir conocimientos y experiencias, así como de recibir la adecuada retroalimentación en el desarrollo del trabajo.

El curso tiene una base tanto teórica como práctica por lo que las clases magistrales serán complementadas con la participación activa de los alumnos.

Además, dicha metodología se complementará con charlas impartidas por expertos, exposiciones grupales de temas asignados por el facilitador, discusión en clase de lecturas cortas hechas en casa, investigaciones de campo para que el estudiante lleve a la práctica la teoría y se adapte a la realidad. Tomando en cuenta la lluvia de ideas que darán en un espacio de la lección los estudiantes.

RECURSOS DIDÁCTICOS

Los recursos disponibles en la Universidad: equipos y aula de multimedia, equipos audiovisuales, pizarra, pápelo grafos, dinámicas de grupos.

RECURSOS ESPECÍFICOS

Esterilizadores de bolas de cuarzo
Bandejas de esterilización
Líquidos esterilizantes para instrumental
Bisturís
Alicates
Guantes
Mascarillas
Micromotores
Gasas
Esparadrapos
Tijeras
Antisépticos tópicos
Pomadas

CRONOGRAMA

Nº	Tema	Contenido	Metodología	Recursos
1	Patologías especificas	conceptos generales sobre dermopatias.	Charla magistral	Aula multimedia Presentación de Power Point
2	Ampollas, helomas.	Ampollas, helomas.	Charla magistral y diálogo grupal	Aula multimedia
3	Tilotas e hiperqueratosis.	Concepto y definición de tratamientos	Idem	Presentación de Power Point
4	Verrugas, eczemas y micosis.	Concepto y definición de tratamientos	Idem	Aula multimedia
5	Bromhidrosis, anhidrosis.	Concepto y definición de tratamientos	Charla magistral y diálogo grupal	Presentación de Power Point
6	Evaluación.			Aula multimedia Presentación de Power Point
7	Dishidrosis o hiperhidrosis.	Concepto y definición de tratamientos	Charla magistral y diálogo grupal	Aula multimedia
8	Neurofribromasn euroma de Morton.	Concepto, definición y tipos	Charla magistral	Presentación de Power Point
9	Principios de onicología	uña normal estructura y composición.	Charla magistral	Aula multimedia
10	Infecciones unguales, alteraciones congénitas y hereditarias.	Concepto y tipos	Charla magistral	Presentación de Power Point
11	Afectación ungueal en las dermopatias crónicas y enfermedades sistemáticas.	Concepto y tipos	Charla magistral y diálogo grupal	Aula multimedia Presentación de Power Point
12	Evaluación			Aula multimedia
13	Onicopatias por fármacos.	Aoteraciones por medicamentos	Charla magistral y diálogo grupal	Presentación de Power Point
14	Terapéutica oncológica.	Tratamientos de tumores	Diálogo grupal	Aula multimedia
15	Evaluación	Evaluación final del curso		Aula

EVALUACION

Exámenes cortos	10%
Participación, asistencia y tareas	05%
Examen parcial I	15 %
Examen parcial II	15 %
Examen final (materia acumulativa)	35 %
Presentaciones orales y escritos	20 %

BIBLIOGRAFÍA

- HARRISON.Principios de Medicina Interna. Ed 8a. Interamericana McGraw-Hill. 2004.
- PENA, C. Cirugía, fundamentos, indicaciones y opciones técnicas. Ed 2a. Masson. Madrid 1996.
- SABISTON. Tratado de Patología Quirúrgica. Ed 14a. Interamericana McGraw-Hill. México 2002.
- SCHWARTZ, S. Principios de Cirugía. Ed 6a. Interamericana McGraw-Hill. 2002.

- TAMARES ESCOBAR, S., MARTINEZ C. Cirugía Fisiopatología General. Aspectos Básicos. Manejo del paciente quirúrgico. Ed. Panamericana. Madrid 1997.
- GODFREY, M. Podología, cuidados del pie, Paraninfo. Madrid. 2001.
- FONSECA CAPDEVILA E. Patología ungueal. Jarpyo. Madrid.1994.

NOMBRE DEL CURSO: PODOLOGIA FISICA I
CODIGO:
CREDITOS : 3
REQUISITOS : IV CUATRIMESTRE

OBJETIVO GENERAL

Conocer las características básicas y fundamentales de la podología física; tanto desde el punto de vista descriptivo como desde la exploración y terapéutica.

OBJETIVOS ESPECÍFICOS

Hacer llegar al alumno los conocimientos de las diferentes técnicas terapéuticas empleadas en podología física, tanto en su base teórica como práctica.
Reconocer los métodos precisos para explorar y evaluar el estado funcional del ser humano sin y con patología, tanto en su base teórica como práctica.

CONTENIDO.

Concepto de Podología Física

Definición; concepto y contenidos.
Medios utilizados en podología física.
Análisis Funcional

Balance Articular; Definición Y Técnicas.
Balance Muscular; Definición Y Técnicas.
Cinesiterapia

Técnicas y aplicación.
Clasificación.
Cinesiterapia pasiva
Movilizaciones articulares pasivas.
Tracciones articulares.
Posturas osteoartículares.
Estiramientos músculo-tendinosos.
Manipulaciones.

-Cinesiterapia activa.

Asistida.
Libre.

Diplomado Universitario En Podologia, Tecnico En Podologia, Grado Universitario
Resistida.

Poleoterapia y suspensiones.

Masoterapia

Exploración de la piel
Concepto.
Indicaciones y contraindicaciones. - Efectos fisiológicos.
Maniobras fundamentales.
Técnicas específicas.

Vendajes Funcionales

Concepto.
Vendajes funcionales adhesivos.
Vendajes funcionales no adhesivos.

Termoterapia

Concepto.
Efectos fisiológicos.
Indicaciones y contraindicaciones.
Medios utilizados en termoterapia.
Factores y criterios que condicionan la termoterapia.

Crioterapia

Concepto.
Efectos fisiológicos.
Indicaciones y contraindicaciones.
Principios y formas de aplicación.

Generalidades En Electroterapia

Conceptos básicos.
Clasificaciones.
Efectos generales de la corriente eléctrica.
Contraindicaciones generales.

Corriente Galvánica

Definición.
Efectos.
Indicaciones y contraindicaciones.

Diplomado Universitario En Podologia, Tecnico En Podologia, Grado Universitario
Iontoforesis.

Corrientes Variables

Definición.
Clasificación.
Efectos fisiológicos.
Indicaciones y contraindicaciones.

Corrientes de Baja Frecuencia

Definición y clasificación.
Características físicas.
Técnicas de aplicación
Efectos.
Indicaciones y contraindicaciones.

Corrientes De Media Frecuencia.

Definición y clasificación media frecuencia.
Definición de las corrientes más frecuentes empleadas en clínica.
Efectos fisiológicos.
Métodos de aplicación.
Indicaciones y contraindicaciones.

PRÁCTICAS

Palpación ósea. Balance muscular. Estiramientos.
Cyriax. Masaje.
Movilizaciones.
Drenaje linfático manual.
Vendaje.

METODOLOGIA

Se utilizará una metodología participativa entre el profesor y los estudiantes, para el desarrollo de cada uno de los objetivos propuestos, con el propósito de reflexionar y compartir conocimientos y experiencias, así como de recibir la adecuada retroalimentación en el desarrollo del trabajo.

El curso tiene una base tanto teórica como práctica por lo que las clases magistrales serán complementadas con la participación activa de los alumnos.

Además, dicha metodología se complementará con charlas impartidas por expertos, exposiciones grupales de temas asignados por el facilitador, discusión en clase de lecturas cortas hechas en casa, investigaciones de campo para que el estudiante lleve a la práctica la teoría y se adapte a la realidad. Tomando en cuenta la lluvia de ideas que darán en un espacio de la lección los estudiantes.

RECURSOS DIDÁCTICOS

Los recursos disponibles en la Universidad: equipos y aula de multimedia, equipos audiovisuales, pizarra, pápelo grafos, dinámicas de grupos.

RECURSOS ESPECÍFICOS

Vendas
Equipo de ultrasonido
TENS

CRONOGRAMA

N°	Tema	Contenido	Metodología	Recursos
1	Concepto de podología física.	Historia y aplicaciones	Charla magistral	Aula multimedia Presentación de Power Point
2	Análisis funcional.		Charla magistral y diálogo grupal	Aula multimedia
3	Cinesiterapia.	Concepto y tipos	Idem	Presentación de Power Point
4	Cinesiterapia activa.	Concepto y aplicaciones	Idem	Aula multimedia
5	Poleoterapia y suspensiones.	Concepto y aplicaciones	Charla magistral y diálogo grupal	Presentación de Power Point
6	Evaluación.			Aula multimedia Presentación de Power Point
7	Mesoterapia.	Concepto y aplicaciones	Charla magistral y diálogo grupal	Aula multimedia
8	Vendajes funcionales	Concepto y aplicaciones	Charla magistral	Presentación de Power Point

	adhesivos y no adhesivos.			
9	Termoterapia y crioterapia.	Concepto y aplicaciones	Charla magistral	Aula multimedia
10	Generalidades en electroterapia.	Concepto y aplicaciones	Charla magistral	Presentación de Power Point
11	Corriente galvanica, Iontoforesis.	Concepto y aplicaciones	Charla magistral y diálogo grupal	Aula multimedia Presentación de Power Point
12	Evaluación			Aula multimedia
13	Corrientes variables.	Concepto y aplicaciones	Charla magistral y diálogo grupal	Presentación de Power Point
14	Corrientes de baja y media frecuencia con practicas.	Palpación ósea. Balance muscular. Estiramientos. Cyriax. Masaje. Movilizaciones. Drenaje linfático manual. Vendaje.	Diálogo grupal y aplicaciones	Aula multimedia
15	Evaluación	Evaluación final del curso		Aula

EVALUACION

Exámenes cortos	10%
Participación, asistencia y tareas	05%
Examen parcial I	15 %
Examen parcial II	15 %
Examen final (materia acumulativa)	35 %
Presentaciones orales y escritos	20 %

BIBLIOGRAFÍA

- Daniels, Worthingham's. "Pruebas funcionales musculares". Editorial Marban.2003.
- Rodriguez Martin, J. M. "Electroterapia de baja y media frecuencia". Editorial Mandala. 2002.
- Genot, C. "Kinesioterapia" Editorial médica Panamericana. 2002.
- Krusen. Medicina física y rehabilitación. Editorial Panamericana. 2003.
- Kalterborn, F. M. "Fisioterapia manual- Extremidades". Editorial Mc Graw - Hill. 2001.
- Tixa, S. "Atlas de anatomía palpatoria de la extremidad inferior". Editorial Masson. 2003.

Buckup, K. "Pruebas clinicas para patologia ósea articular y muscular; exploraciones, signos y síntomas". Editorial Masson. 1997.

Hoppenfield, S, "Exploración física de la columna vertebral y las extremidades". Editorial Manual Moderno. 1979.

- Cassar, M. P. "Manual de masaje terapéutico". Editorial Mc Graw- Hill. 2001.

Vázquez Gallego, J., Jáuregui Crespo A. "El masaje transverso profundo. Masaje de Cyriax". Editorial Mandala. 1993.

- Viñas, F, "La linfa y su drenaje manual". Integral, 1994.
- Bové, T. "El vendaje funcional". Editorial Harcourt. 1999.
- Neiger, H. "Los vendajes funcionales". Editorial Masson. 1999.

Ledouppe, A., Dedee, M.. Manual práctico de estiramientos postisométricos. Masson, S.A. 1996.

- Neiger, H.. Estiramientos analíticos manuales. Editorial Médica Panamericana. 1998.

NOMBRE DEL CURSO: CLÍNICA PODOLÓGICA INTEGRADA II
CODIGO:
CREDITOS : 3
REQUISITOS : IV CUATRIMESTRE

OBJETIVO GENERAL

Reconocer las características fundamentales de las ortesis y vendajes plantares y digitales; tanto desde el punto de vista de su fabricación como desde la función, composición y estructuras según los trastornos del pie.

OBJETIVOS ESPECÍFICOS

El alumno diferenciará los distintos tipos de materiales utilizados en ortopodología así como su manejo para la fabricación de ortesis y aplicación de vendajes.
El alumno deberá conocer y distinguir distintos tipos de ortesis, identificando sus elementos, materiales y funciones según la patología del pie.
Identificar todas las partes del calzado, modelos y características, así como de hacer un estudio crítico del mismo y valorar desgastes y deformidades

CONTENIDO.
Patología Podología
Trastornos del Pie.
Pie equinovaro congénito. Férulas para el pie equinovaro.
Pie talo. Ortesis para el pie talo.
Pie equino. Ortesis para el pie equino.
Pie plano. Ortesis para el pie plano.
Pie cavo. Ortesis para el pie cavo.
Metatarso varo. Férulas para el metatarso varo.
Metatarsalgias. Ortesis para las metatarsalgias.

Talalgias. Ortesis para las talalgias.

Alteraciones digitales. Ortesis para los dedos.

Tratamiento ortopodológico de las distintas alteraciones del pie por patología sistémica:
Pie diabético.
Pie reumático.
Pie gotoso.
Pie artrítico.
Pie geriátrico.

Vendajes Funcionales

Vendajes funcionales de rodilla.
Vendajes funcionales de pierna.
Vendajes funcionales del pie.
Calzado

Historia del calzado.
Curtido del calzado.
Fabricación y partes del calzado.
Patología asociada al uso del calzado.
Tipos de zapatos.
Escarpología. Estudio del calzado: desgastes.
Calzado fisiológico.
Características del calzado infantil.
Características del calzado masculino y femenino.
Características del calzado deportivo.
Calzados especiales.
Modificaciones del calzado.
Prácticas
Confección de vendajes de la extremidad inferior.
Aplicación de modificaciones al calzado.
Trabajo con las diferentes ortesis.

METODOLOGIA

Se utilizará una metodología participativa entre el profesor y los estudiantes, para el desarrollo de cada uno de los objetivos propuestos, con el propósito de reflexionar y compartir conocimientos y experiencias, así como de recibir la adecuada retroalimentación en el desarrollo del trabajo.

El curso tiene una base tanto teórica como práctica por lo que las clases magistrales serán complementadas con la participación activa de los alumnos.

Además, dicha metodología se complementará con charlas impartidas por expertos, exposiciones grupales de temas asignados por el facilitador, discusión en clase de lecturas cortas hechas en casa, investigaciones de campo para que el estudiante lleve a la práctica la teoría y se adapte a la realidad. Tomando en cuenta la lluvia de ideas que darán en un espacio de la lección los estudiantes.

RECURSOS DIDÁCTICOS

Los recursos disponibles en la Universidad: equipos y aula de multimedia, equipos audiovisuales, pizarra, pápelo grafos, dinámicas de grupos.

RECURSOS ESPECÍFICOS

Calzados, niño, hombre y mujer

Vendas

Elastómeros para confección de ortesis

CRONOGRAMA

Nº	Tema	Contenido	Metodología	Recursos
1	Trastornos del pie, pie equinovaro congénito.	Concepto y tratamientos	Charla magistral	Aula multimedia Presentación de Power Point
2	Pie equino y pie plano.	Concepto y tratamientos	Charla magistral y diálogo grupal	Aula multimedia
3	Pie cavo y metatarso varo.	Concepto y tratamientos	Idem	Presentación de Power Point
4	Metatarsalgias, talalgias.	Concepto y tratamientos	Idem	Aula multimedia
5	Alteraciones digitales.	Concepto y tratamientos	Charla magistral y diálogo grupal	Presentación de Power Point
6	Evaluación.			Aula multimedia Presentación de Power Point
7	Tratamiento ortopodologico del pie diabético.	Características	Charla magistral y diálogo grupal	Aula multimedia

8	Patología sistémica del pie diabético.	Características	Charla magistral	Presentación de Power Point
9	Pie reumático, Gotoso.	Concepto y tratamientos	Charla magistral	Aula multimedia
10	Pie artrítico y pie geriátrico.	Concepto y tratamientos	Charla magistral	Presentación de Power Point
11	Vendajes funcionales	Vendajes en rodilla, pierna y pie.	Charla magistral y diálogo grupal	Aula multimedia Presentación de Power Point
12	Evaluación			Aula multimedia
13	Historia del calzado,	Fabricación y curtido, patologías, escarpologia.	Charla magistral y diálogo grupal	Presentación de Power Point
14	Características y modificaciones del calzado,	practicas en confección de vendajes, extremidad inferior y modificación en ortesis.	Diálogo grupal y confección	Aula multimedia
15	Evaluación	Evaluación final del curso		Aula

Semana 15- Evaluación.

EVALUACION

Exámenes cortos   10%
Participación, asistencia y tareas   05%
Examen parcial I   15 %
Examen parcial II   15 %
Examen final (materia acumulativa)   35 %
Presentaciones orales y escritos   20 %

BIBLIOGRAFÍA

BAEHLER, A.R. Técnica ortopédica: Indicaciones. Tomo 1. Biomecánica extremidad inferior. Barcelona: Masson, 1999.

BAUMGARTNER, R., STINUS, H.. Tratamiento ortésico-protésico del pie. Barcelona: Masson, 1997.

-   GRAIG, EV. Clinical Orthopaedics. Philadelphia: Williams and Wilkins, 1999.

-   HUNTER, S., DOLAN, G., DA VIS, J.M.. Foot Orthotics in Therapy and sport. Cahampaign: Human Kinetics, 1995.

-   LA VIGNE, A., NOVIEL, D.. Estudio clínico del pie y terapéutica por ortesis. Barcelona: Masson, 1994.

Diplomado Universitario En Podologia, Tecnico En Podologia, Grado Universitario

LA VIGNE, A., NOVIEL, D. Trastornos estáticos del pie del adulto. Barcelona: Masson, 1994.

A, E, Levy Benasully, J.M.Cortes Barragan Ortopodología y Aparato Locomotor, Barcelona Masson 2003

LESTER J.1 (ed). Shoes, Orthoses and Related Biomechanics. Philadelphia: W.B. Saunders, 1994. (Clinics in Podiatric Medicine and Surgery, 11 (2), 1994).

MICHAUD, T.C.. Foot Orthoses and Other Forms of Conservative Foot Care of Baltimore: Williams and Wilkins, 1993.

NADER, M. NADER, H.G. (ed). OTTO BOCK. Compendio de prótesis. Prótesis para la extremidad inferior. 2" ed. Berlín: Schiele and Schon, 2003.

PHILPS, J.W. The functional foot orthosis. 2" ed. Edinburg: Churchill
    Livingstone,   1995.

RAMIRO, J., ALCÁNTARA, E., FORNER, A., FERRANDIS, R., GARCÍA-BELENGER, VICENTE DURÁ, J., VERA, P.. Guía de recomendaciones para el diseño de Calzado. Valencia: Instituto de Biomecánica de Valencia, 1995.

- TACHDJIAN, M.O. Ortopedia Clínica Pediátrica. Diagnóstico y tratamiento. Buenos Aires: Médica Panamérica, 1999.

VILADOT PERICE, R., COHI RIAMBAU, O., CLA VELL PALOMA, S.. Ortesis y prótesis del aparato locomotor. Tomo 2.1 y 2.2. Barcelona: Masson, 1991.

PRAT, J. Guía de uso y prescripción de productos ortoprotésicos a medida. Valencia: Instituto de Biomecánica de Valencia, 1999.

- MORENO DE LA FUENTE, J. L. Podología general y biomecánica. Masson, 2003.

**SEXTO
CUATRIMESTRE**

NOMBRE DEL CURSO: DERMATOLOGÍA PODOLÓGICA II
CODIGO:
CREDITOS: 3
REQUISITOS: V CUATRIMESTRE

OBJETIVO GENERAL

Adquirir los conocimientos básicos de los fundamentos de la quiropodia, tanto en su problemática general como en las distintas parcelas que la componen.

OBJETIVOS ESPECÍFICOS

El alumno al finalizar el curso será capaz de:

Conocer la fisiopatología de las alteraciones más comunes y la aplicación del tratamiento correcto.
Distinguir entre complicaciones quiropodológicas y procesos fisiológicos normales dentro de la cirugía menor.
Realizar un correcto protocolo de intervención quiropodológica.

CONTENIDO.
Patología Podologica

Recepción y Atención

El historial del cliente.
Instrumentos y equipamiento.

Asepsia y Antisepsia

La higiene en el lugar del trabajo. Microbiología.
Definición de desinfección y esterilización. Microbiología aplicada.
Métodos físicos y químicos.

Diplomado Universitario En Podologia, Tecnico En Podologia, Grado Universitario
Patologías Específicas I

Concepto de úlcera. Clasificación.
Traumatismos térmicos: Quemaduras y congelaciones.
Heridas. Tratamiento.
Traumatismos: Tendinosos, articulares, óseos y de nervios periféricos.
Fracturas.
Teoría del dolor.

Patologías Específicas II

Conceptos generales sobre dermopatías.
Ampollas
Helomas
Tilomas
Hiperqueratosis
Verrugas
Eczemas
Micosis
Bromhidrosis
Anhidrosis
Dishidrosis
Hiperhidrosis,
Neurofibromas
Neuroma de Morton

Onicologia

Uña normal. Estructura y composición.
Infecciones ungueales y de la piel.
Alteraciones congénitas y hereditarias.
Afectación ungueal en las dermopatías crónicas.
Enfermedades sistémicas y uña.
Onicopatías por fármacos.
Terapeutica oncológica.

Terapeutica

Obtención y preparación de productos naturales con utilidad sanitaria para el pie. Plantas medicinales.
Cosmetología y productos del pie.
Homeopatía y aromaterapia para el pie.
Reflexoterapia.

RECURSOS DIDÁCTICOS

Los recursos disponibles en la Universidad: equipos y aula de multimedia, equipos audiovisuales, pizarra, pápelo grafos, dinámicas de grupos.

RECURSOS ESPECÍFICOS

Esterilizadores de bolas de cuarzo
Bandejas de esterilización
Líquidos esterilizantes para instrumental
Bisturís
Alicates
Guantes
Mascarillas
Micromotores
Gasas
Esparadrapos
Tijeras
Antisépticos tópicos
Pomadas

CRONOGRAMA

Nº	Tema	Contenido	Metodología	Recursos
1	Recepción y atención del cliente.	Procedimiento de atención al cliente	Charla magistral	Aula multimedia Presentación de Power Point
2	Asepsia y antisepsia.	Métodos físico-quimicos. Microbiología.	Charla magistral y diálogo grupal	Aula multimedia
3	Patologías especificas,	Clasificación de ulceras, traumatismos térmicos.	Idem	Presentación de Power Point
4	Heridas y tratamientos de traumatismos.	Tendinosos, articulares, oseos y nervios periféricos	Idem	Aula multimedia
5	Fracturas, teoría del dolor.	Tratamientos.	Charla magistral y diálogo grupal	Presentación de Power Point
6	Evaluación.			Aula multimedia Presentación de Power Point
7	Patologías especificas,	hellomas, ampollas y tilomas.	Charla magistral y diálogo grupal	Aula multimedia

8	Hiperqueratosis y verruga.	Características	Charla magistral	Presentación de Power Point
9	Eczemas y micosis	características	Charla magistral	Aula multimedia
10	Patologías especificas	Anhidrosis, Bromhidrosis y Dishidrosis.	Charla magistral	Presentación de Power Point
11	Neurofibromas, generalidades.	Características	Charla magistral y diálogo grupal	Aula multimedia Presentación de Power Point
12	Evaluación			Aula multimedia
13	Terapéutica	Cosmetología y productos naturales con plantas medicinales para el uso en podología.	Charla magistral y diálogo grupal	Presentación de Power Point
14	Terapeutica	Homeopatía, aromaterapia y reflexoterapia podal.	Diálogo grupal	Aula multimedia
15	Evaluación	Evaluación final del curso		Aula

EVALUACION

Exámenes cortos	10%
Participación, asistencia y tareas	05%
Examen parcial I	15 %
Examen parcial II	15 %
Examen final (materia acumulativa)	35 %
Presentaciones orales y escritos	20 %

BIBLIOGRAFÍA

- HARRISON.Principios de Medicina Interna. Ed 8a. Interamericana McGraw-Hill. 2004.
- TAMARES ESCOBAR, S., MARTINEZ C. Cirugía Fisiopatología General. Aspectos Básicos. Manejo del paciente quirúrgico. Ed. Panamericana. Madrid   1997.
- GODFREY, M. Podología, cuidados del pie, Paraninfo. Madrid. 2001.
- **PDR for essential oils, 2000.**
- **DOUGANS, I. Reflexoterapia podal. 2001.**
- Desarrollo del ser humano, autor Ramón Martínez López, Editorial Visionet 2007 Madrid

NOMBRE DEL CURSO: PODOLOGIA FISICA II
CODIGO:
CREDITOS: 3
REQUISITOS: V CUATRIMESTRE

OBJETIVO GENERAL

Aprender los conocimientos básicos y características fundamentales de la podología física; tanto desde el punto de vista descriptivo como desde la exploración y terapéutica.

OBJETIVOS ESPECÍFICOS

Hacer llegar al alumno los conocimientos de las diferentes técnicas terapéuticas empleadas en podología física, tanto en su base teórica como práctica.
Explorar el estado funcional del ser humano sin y con patología, tanto en su base teórica como práctica.

CONTENIDO.

Electroestimulación Neuromuscular

Concepto.
Tipos de fibras musculares.
Fisiología de la contracción muscular.
Corrientes empleadas.

Corrientes de Alta Frecuencia: Onda Corta/Microonda

Definición.
Clasificación.
Efectos generales de las corrientes de alta frecuencia.
Efectos fisiológicos
Indicaciones y contraindicaciones.

Ultrasonidos

Introducción y concepto.
Mecanismo de producción.
Propiedades y características físicas. - Efectos biofísicos.
Técnicas de aplicación.

Diplomado Universitario En Podologia, Tecnico En Podologia, Grado Universitario
Indicaciones y contraindicaciones.

Fototerapia

Infrarrojos, ultravioleta y láser.

Definición y producción.
Características de las radiaciones electromagnéticas.
Efectos.
Técnicas de aplicación.
Indicaciones y contraindicaciones.

Magnetoterapia

Introducción.
Principios físicos.
Efectos.
Métodos de aplicación.
Indicaciones y contraindicaciones.
Hidroterapia

Conceptos.
Efectos fisiológicos.
Indicaciones y contraindicaciones.

Técnicas Hidroterápicas

Clasificación.
Explicación.

Talasoterapia y Balneoterapia

Conceptos.
Efectos fisiológicos.
Indicaciones y contraindicaciones.

Prácticas

Electroestimulación.

Ultrasonido.

Infrarrojos.

Ultravioleta.

METODOLOGIA

Se utilizará una metodología participativa entre el profesor y los estudiantes, para el desarrollo de cada uno de los objetivos propuestos, con el propósito de reflexionar y compartir conocimientos y experiencias, así como de recibir la adecuada retroalimentación en el desarrollo del trabajo.

El curso tiene una base tanto teórica como práctica por lo que las clases magistrales serán complementadas con la participación activa de los alumnos.

Además, dicha metodología se complementará con charlas impartidas por expertos, exposiciones grupales de temas asignados por el facilitador, discusión en clase de lecturas cortas hechas en casa, investigaciones de campo para que el estudiante lleve a la práctica la teoría y se adapte a la realidad. Tomando en cuenta la lluvia de ideas que darán en un espacio de la lección los estudiantes.

RECURSOS DIDÁCTICOS

Los recursos disponibles en la Universidad: equipos y aula de multimedia, equipos audiovisuales, pizarra, pápelo grafos, dinámicas de grupos.

RECURSOS ESPECÍFICOS

Equipo de ultrasonido
Equipo de infrarrojos
TENS
Equipo ultravioleta

CRONOGRAMA

Nº	Tema	Contenido	Metodología	Recursos
1	Electroestimulación neuromuscular.	Características	Charla magistral	Aula multimedia Presentación de Power Point
2	Corrientes de alta frecuencia.	onda corta – microonda	Charla magistral y diálogo grupal	Aula multimedia
3	Introducción y	mecanismos de producción y	Idem	Presentación de

	concepto de ultrasonidos	efectos biofísicos.		Power Point
4	Técnicas de aplicación en ultrasonidos,	indicaciones y contraindicaciones.	Idem	Aula multimedia
5	Fototerapia, características de las radiaciones electromagnética s.	infrarrojo, ultravioleta y láser	Charla magistral y diálogo grupal	Presentación de Power Point
6	Evaluación.			Aula multimedia Presentación de Power Point
7	Efectos, técnicas e indicaciones de infrarrojos, ultravioleta y láser.	Efectos, técnicas e indicaciones de infrarrojos, ultravioleta y láser.	Charla magistral y diálogo grupal	Aula multimedia
8	magnetoterapia	Introducción y principios físicos Características	Charla magistral	Presentación de Power Point
9	magnetoterapia	Indicaciones y contraindicaciones en la aplicación	Charla magistral	Aula multimedia
10	Concepto de la hidroterapia	efectos fisiológicos, indicaciones y contraindicaciones	Charla magistral	Presentación de Powcr Point
11	Técnicas hidroterapias,	talasoterapia, balneoterapia.	Charla magistral y diálogo grupal	Aula multimedia Presentación de Power Point
12	Evaluación			Aula multimedia
13	Practicas de electroestimulaci ón, ultrasonido.	Conocer los didtintos equipos y su aplicación	Charla magistral y diálogo grupal	Presentación de Power Point
14	Practica de infrarrojo, ultravioleta y láser.	Conocer los didtintos equipos y su aplicación	Diálogo grupal	Aula multimedia
15	Evaluación	Evaluación final del curso		Aula

EVALUACION

Exámenes cortos	10%
Participación, asistencia y tareas	05%
Examen parcial I	15 %
Examen parcial II	15 %
Examen final (materia acumulativa)	35 %
Presentaciones orales y escritos	20 %

BIBLIOGRAFÍA

- Daniels, Worthingham's. "Pruebas funcionales musculares". Editorial Marban.2003.
Rodriguez Martin, J. M. "Electroterapia de baja y media frecuencia". Editorial Mandala. 2002.
- Genot, C. "Kinesioterapia" Editorial médica Panamericana. 2002.
- Krusen. Medicina física y rehabilitación. Editorial Panamericana. 2003.
- Kalterborn, F. M. "Fisioterapia manual- Extremidades". Editorial Mc Graw - Hill. 2001.
- Tixa, S. "Atlas de anatomía palpatoria de la extremidad inferior". Editorial Masson. 2003.
Cassar, M. P. "Manual de masaje terapéutico". Editorial Mc Graw- Hill. 2001.
- Bové, T. "El vendaje funcional". Editorial Harcourt. 1999.
- Neiger, H. "Los vendajes funcionales". Editorial Masson. 1999.
Ledouppe, A., Dedee, M.. Manual práctico de estiramientos postisométricos. Masson, S.A. 1996.
- Neiger, H.. Estiramientos analíticos manuales. Editorial Médica Panamericana. 1998.

NOMBRE DEL CURSO: PODOLOGIA DEL DEPORTE Y BIOMECANICA DEL MIEMBRO INFERIOR.
CODIGO:
CREDITOS: 3
REQUISITOS: V CUATRIMESTRE

OBJETIVO GENERAL

Describir las características fundamentales de la podología deportiva; tanto desde el punto de vista de la valoración, prevención y tratamiento.
OBJETIVOS ESPECÍFICOS

Al finalizar el estudio de esta asignatura, el alumno estará capacitado para:

Reconocer como objetivo principal los distintos movimientos articulares del esqueleto humano, con énfasis en los miembrosinferiores del mismo, biomecánica, generalidades, y un repaso de los tipos de músculos y ligamentos, además del tejido oseo-cartilaginoso
Conocer la trayectoria y evolución del deporte.
Valorar adecuadamente las condiciones físicas del individuo.
Realizar las exploraciones podológicas en el deporte, así como las técnicas de diagnóstico y tratamiento en el paciente deportivo.
Analizar los riesgos podológicos deportivos, para su prevención en función de las caractcrísticas constitucionales de sus miembros inferiores.
Realizar educación sanitaria en podología para la práctica deportiva.
Desarrollar sus funciones en el mundo profesional y la integración dentro del cuadro de los profesionales de la salud, en el ámbito de un equipo multiprofesional.
CONTENIDO.

El Pie del Deportista

El pie en el deporte.
Exámenes previos y periódicos de salud podológica según constitución del deportista y deporte que realiza.
Fisiología del esfuerzo físico: fuerza y forma física en el deportista.
Entrenamiento y preparación.
Nutrición en el deportista.

Biomecánica del Miembro Inferior
Fundamentos biomecánicos, reconocimiento de las principales articulaciones del miembro inferior. Movimientos biomecánicos, línea de fuerza, tipos de palanca y clasificación de los movimientos
Introducción a la biomecánica del deporte.

Balance músculoligamentoso: Recuerdo fisiológico, fundamentos del movimiento y su realización.

Valoración de la potencia muscular: Balance muscular, ejes de movimiento biomecánicos del miembro inferior.

Lesiones características según el tipo de deporte realizado.

Lesiones según condiciones anatomofisiológicas.

Patología relacionada con el Esfuerzo Físico y del Deporte

Exploraciones en el lesionado en función de la práctica deportiva.

Lesiones por sobrecarga y fatiga exagerada: Clasificación, conceptos, clínica, prevención, actitud terapéutica.

Pododermatología deportiva, plantar y ungueal, epidermis, dermis, hipodermis, mucosa, semimucosas, dermatosis podales. Origen físico y mecánico.

Lesiones musculares agudas y crónicas.

Lesiones ligamentosas del tobillo y pie del deportista.

Tendinopatías deportivas: Desgarros, arrancamientos ruptura tendinosa, tendinitis y tenosinovitis. Factores predisponentes.

Patologías traumáticas específicas de las diferentes disciplinas deportivas:Contusiones, subluxaciones, luxaciones (astrágalo y dedos), torceduras y esguinces.

Definición, signos y síntomas, tratamiento.

Bursitis: Definición, etiología, signos y síntomas, localización, tratamiento general y complicaciones.

Neuropatías: Parálisis flácidas y espásticas, poliomielitis, artropatías nerviosas (Tabes). Clínica, fisiopatología, epidemiología y tratamiento.

Artrosis por sobreesfuerzo deportivo y desgaste: Etiología, clínica y tratamiento.

Espículas periósticas.

Marcha, Carrera y Salto

Estudio de la marcha atlética.

Estudio de la carrera y sus tipos.

Estudio del salto de altura y longitud.

Calzado Deportivo

Fundamentos y generalidades del calzado deportivo.

Materiales y fabricación.

Estudio y biomecánica del calzado para cada especialidad deportiva.

Profilaxis del calzado deportivo.

Vendajes Específicos

Definición y objetivos del vendaje.

Vendajes fijos y semimóviles adhesivos.

Vendajes elásticos.

Vendajes con vendas de yeso.

Vendajes de plástico.

Vendajes de fibra de vidrio.

Vendajes sintéticos.

METODOLOGIA

Se utilizará una metodología participativa entre el profesor y los estudiantes, para el desarrollo de cada uno de los objetivos propuestos, con el propósito de reflexionar y compartir conocimientos y experiencias, así como de recibir la adecuada retroalimentación en el desarrollo del trabajo.

El curso tiene una base tanto teórica como práctica por lo que las clases magistrales serán complementadas con la participación activa de los alumnos.

Además, dicha metodología se complementará con charlas impartidas por expertos, exposiciones grupales de temas asignados por el facilitador, discusión en clase de lecturas cortas hechas en casa, investigaciones de campo para que el estudiante lleve a la práctica la teoría y se adapte a la realidad. Tomando en cuenta la lluvia de ideas que darán en un espacio de la lección los estudiantes.

RECURSOS DIDÁCTICOS

Los recursos disponibles en la Universidad: equipos y aula de multimedia, equipos audiovisuales, pizarra, pápelo grafos, dinámicas de grupos.

Recursos específicos

Vendas

CRONOGRAMA

Nº	Tema	Contenido	Metodología	Recursos
1	El pie del deportista	Pie del deportista fisiologia, entrenamiento y nutricion	Charla magistral	Aula multimedia Presentación de Power Point
2	Fundamentos biomecanicos	balance músculoligamentoso, Movimiento biomecánico, líneas de fuerza, tipos de palanca.	Charla magistral y diálogo grupal	Aula multimedia
3	Valoración de la potencia muscular, lesiones deportivas	Características del deporte realizado según condiciones anatomofisiologicas.	Idem	Presentación de Power Point
4	Patología	lesiones por sobrecarga	Idem	Aula multimedia

	relacionada al esfuerzo físico y al deporte			
5	Pododermatologia , deportiva plantar y ungueal, lesiones musculares	Lesiones musculares agudas y crónicas, dermatosis podales, origen físico y mecanico.	Charla magistral y diálogo grupal	Presentación de Power Point
6	Evaluación.			Aula multimedia Presentación de Power Point
7	Lesiones ligamentosas del tobillo y pie, endinopatias deportivas.	Características	Charla magistral y diálogo grupal	Aula multimedia
8	Tenosinovitis, contusiones, subluxaciones y esguinces.	Características	Charla magistral	Presentación de Power Point
9	Bursitis, Neuropatías, artrosis, espiculas periosticas.	Características	Charla magistral	Aula multimedia
10	Estudio de la marcha atlética, de la carrera y sus tipos. Estudio del salto de altura y longitud.	Características	Charla magistral	Presentación de Power Point
11	Fundamento y generalidad del calzado deportivo	materiales, fabricación y biomecánica del calzado deportiva	Charla magistral y diálogo grupal	Aula multimedia Presentación de Power Point
12	Evaluación			Aula multimedia
13	Definición y objetivo del vendaje	vendaje fijo, semimoviles adhesivos y elásticos.	Charla magistral y diálogo grupal	Presentación de Power Point
14	Vendajes	vendas de yeso, plástico, fibra de vidrio y sintéticos	Diálogo grupal	Aula multimedia
15	Evaluación	Evaluación final del curso		Aula

.

EVALUACION

Exámenes cortos		10%
Participación, asistencia y tareas		05%
Examen parcial I		15 %
Examen parcial II		15 %
Examen final (materia acumulativa)	35 %	
Presentaciones orales y escritos		20 %

BIBLIOGRAFÍA

ARNHEIM, D.D.: Fisioterapia y entrenamiento atlético. Patología Deportiva. Ed. Mosby-Doyma. 2001.
- DUREY, A; BOEDA, A.: Medicina del fútbol. Ed. Toray-Masson. Barcelona 2002.
- GUILLET Y GENETY.: Manual de Medicina del deporte. Ed. Masson. 2002.

SMITH, N.J; STANITSKI, C.L.: Medicina deportiva. Guía práctica. Ed. Interamericana 2003.
IIBV Biomecánica de la marcha humana nomal y patológica , Instituto de Biomecánica de Valencia 1995

NOMBRE DEL CURSO: TRABAJO ESPECIALIZADO
CODIGO:
CREDITOS: 7
REQUISITOS: V CUATRIMESTRE

OBJETIVO GENERAL
Lograr que el estudiante ponga en práctica todo lo que ha aprendido en el transcurso de la carrera

OBJETIVOS ESPECIFICOS

Conseguir que el estudiante ponga en práctica el estudio de la marcha humana.
- Conseguir que el estudiante ponga en práctica la filogenia.
- Conseguir poner en práctica la biomecánica.
- Mejorar las técnicas de intervención quiropodológica.
- Diseñar los distintos instrumentos de podología que se dan en la práctica diaria
- Definir las funciones a realizar en la clínica.
- Lograr el manejo de diferentes realidades de los distintos casos que se dan en la práctica diaria.
- Conseguir que los estudiantes aprendan de la experiencia de los técnicos ya más experimentados.
- Conseguir probables lugares de trabajo una vez terminada la práctica dirigida.
Reconocer la función profesional como agente de educación sanitaria
Educar en el manejo del pie diabético
Educar en el uso adecuado del calzado
Educar en el uso de cosmética para el pie
Mejorar la salud podológica de la población que se atiende
Ser un agente de cambio en los habitos podológicos preventivos de lesiones del pie
Intervenir podológicamente sobre los grupos de riesgo de lesiones del pie
Tratar podológicamente las lesiones crónicas del pie
Tratar podológicamente las lesiones agudas del pie
- Conocer sobre el uso de podoscopio, biotensiómetro, doppler bidireccional portátil.

CONTENIDO

La práctica consistirá en la atención a las distintas clínicas, spas, en donde se les realizará la evaluación en base a los distintos laboratorios.

Realizar visitas a centros geriátricos y pediátricos donde se evaluará su práctica en los laboratorios.

Integrarse en los equipos de salud pública con el resto de profesionales de la salud. Visitar EBAIS y centros privados para constituir un equipo multidisciplinar.

Evaluar la actuación podológica en los centros de asistencia en salud privados y públicos.

EVALUACIÓN

100% de la evaluación dependerá de los laboratorios, de conformidad con los distintos que para esos fines elabore el Instituto.

Otra propuesta de técnico en podología

Técnico en Podología Clínica
Plan de Estudios

Este técnico consta de: 16 materias divididas en 8 bimestres de 2 materias cada bimestre con duración de 2 horas cada una por semana.

Primer bimestre:
1- **Anatomía Podológica**
·   Anatomía de la extremidad inferior.
·   Huesos, ligamentos, arterias, linfa, piel y anexos.

2- **Podología General**
·   Introducción a la Podología.
·   Patologías y afecciones Podales.
·   Instrumental, asepsia y antisepsia.
·   Valoración Podológica, onicotomías básicas.

Segundo Bimestre:
1- **Microbiología**
·   Microorganismos
·   Cadena infecciosa
·   Lavado de manos
·   Asepsia y antisepsia

2- **Fisioterapia Podal**
·   Biomecánica del pie, Marcha.
·   Patologías Podales y Ortopédicas.
·   Técnicas Terapéuticas, Agentes Físicos, Vendajes.

Tercer Bimestre:
1- **Dermatología Aplicada a la Podología**
·   Introducción a la Dermatología Podal
·   Lesiones, Tratamientos, Casos Clínicos

2- **Práctica 1**
·   Abordaje general del paciente.
·   Onicotomías Básicas, Hiperqueratosis, Helotomías,
·   Pedicura Clínico, Paroniquia

Cuarto Bimestre:
1- **Farmacología Podal**
·   Introducción a la Farmacología.
·   Mecanismo de acción.
·   Antihistamínicos, aines, antibióticos, antifúngicos,
·   Corticoesteroides, presentaciones, vías de administración,

· Casos Clínicos aplicados a Podología.

2- Fisiología Podal
· Movimiento, inserción de músculos, ejes, planos, nervios.

Quinto Bimestre:
1- Práctica 2
· Onicocriptosis, Onicomicosis,
· Alteraciones de la placa, verrugas,
· Hematomas, desprendimientos.

2- Patología Sistémica
· Patología por sistemas:
· Circulatorio, Muscular, Óseo, Musculo esquelético, Ostemioarticular, Cardiovascular.

Sexto Bimestre:
1- Podología del Adulto Mayor
· Diabetes, Pie Diabético, Úlceras.

2- Práctica 3
· Hallux
· Traumatismos
· Fascitis
· Metatarsalgias
· Sesamoiditids
· Lesiones de Tobillo
· Espolón.

Sétimo Bimestre:
1- Quiropodología
· Reflexología, Masoterapia.

2- Practica 4
· Practica integrada

Octavo Bimestre:
1- Ortopodología
· Ortesis digitales, plantares, ortonixia.

2- Practica 5
· Practica Integrada Final